アルツハイマー病が革命的に改善する33の方法

お茶の水健康長寿クリニック院長
白澤卓二

飛鳥新社

はじめに　アルツハイマー病は、もう〝治る病気〟になりました

あなたは「アルツハイマー病になりたくない」という思いで、ご自身のために本書を手に取りましたか？

それとも、大切な家族や身の回りの人のためでしょうか？

いずれにせよ、安心してください。

本書に書かれている33の生活習慣を見直し、改善を重ねていくことで、アルツハイマー病にかかる可能性を大きく遠ざけられます。

また、かかってしまったアルツハイマー病の進行の速度を遅くしたり、治したりすることも夢ではありません。

そもそもアルツハイマー病という病気について、基礎的なところからお話ししておきましょう。

アルツハイマー病とは、**記憶や学習に関わる海馬の神経細胞が壊死していくために、**

脳の機能が失われる認知症（アルツハイマー型認知症）のことをいいます。

厚生労働省は、現在約500万人とされる認知症患者のおよそ70％（約350万人）が、アルツハイマー型認知症であろうと推定しています。

また国内の認知症患者が2025年に700万人を超えるという予想も発表しています。そうなると、アルツハイマー型認知症の患者の数は、将来的に約490万人にものぼることになります。

このような時代の流れの中で、先行きの不安を覚える人の数が増えています。

「自分自身が老後に認知症や寝たきりになる不安を抱える人は75・1％」

2010年に内閣府が行った介護保険制度に関する世論調査では、このような高い数字が出ています。

「年齢を重ね、自立した生活を送れなくなること」に対して、大きな社会不安があると言ってもよいでしょう。

もしかして、あなたもそのひとりではないでしょうか？

本書は、不安を抱える日本の皆さんに、最新のアルツハイマー病予防の情報をお伝えします。

結論から言うと、アルツハイマー病は、現在予防できる病気になりました。

さらに踏み込んでいうと、初期の患者であれば、その進行のスピードを遅らせたり、症状を改善させたりすることもできるようになっています。

「ちょっと待って！　アルツハイマー病が〝治る〟わけがないでしょう?」

そんな声も聞こえてきそうですね。

たしかに、ひと昔前はアルツハイマー病といえば「不治の病」というのが〝医学界の常識〟でした。

「アルツハイマー病とは、脳の中に老人斑というシミのようなものが増殖する病気で、いったん老人斑《はん》ができると認知機能が低下する不治の病」

そんな説が主流だった時期も、長くあります。

しかし世界的な規模で研究や実験が進み、２０１０年代後半からそのような〝医学界の常識〟が覆《くつがえ》り始めたのです。

その代表的な研究を、ひとつご紹介しましょう。

２０１７年のこと。アルツハイマー病など神経変性疾患の世界的権威、カリフォルニア大学ロサンゼルス校（ＵＣＬＡ）のデール・ブレデセン博士らがＲｅＣＯＤＥプロトコル（**リコード法**）という治療法を提唱しました。

ブレデセン博士は、約30年にわたる研究から、アルツハイマー病の主な原因と治療法を突き止めたのです。これは世界的な快挙といえるでしょう。

少し専門的な話になりますが、最新の研究なので、簡単に概要をご説明しましょう。

今まで長い間、アルツハイマー病の原因については、脳に**「アミロイドβ《ベータ》」**と呼ばれる、ベトついたタンパク質の塊が溜まっていくためとされてきました。それを「アミロイド仮説」と言います。認知症について調べたことがある方なら、一度はその名を見聞きされたことでしょう。

けれども「なぜアミロイドβが脳に溜まってしまうのか」という理由については、

あまり取り沙汰《ざた》されることはありませんでした。根本的な原因よりもむしろ、「アミロイドβをどのようにすれば取り除けるのか」という点にのみ焦点が当てられ、解決法が探求されてきたのです。

全世界でさまざまな研究が進み、アミロイドβを標的にした治療薬候補も次々と開発されてきました。しかし残念ながら、それらのほとんどが効き目を発揮することはありませんでした。つまり、「アルツハイマー病＝不治の病」という図式が覆《くつがえ》されることはなかったのです。

そこでブレデセン博士らのグループは「アミロイドβがなぜ、脳に溜まっているのか」という切り口に、研究のテーマをシフトさせました。その結果、アミロイドβの蓄積は**「脳の正常な防御反応によるもの」**という事実を突き止めるに至ったのです。

ブレデセン博士らの研究から、脳は①**炎症**、②**栄養不足**、③**毒素**という「3つのリスク（危険）」にさらされると、それらに対する「防御反応」の一環として、アミロイドβを集積させ、脳を守っているという事実が明らかになりました。

平たく言うと、アミロイドβは〝悪者〟ではなかったのです！

「脳への脅威が強力であるため、脳を守るために集積したアミロイドβ自体が過剰になり、脳を守るはずだったアミロイドβが、逆に脳神経を破壊する」

このような現象が脳で起こっていることが、ブレデセン博士らによって徐々に浮き彫りにされました。またそこから、画期的な治療法が導き出されたというわけです。

「脳を守ろうとするアミロイドβが増えないようにするためには、脳への脅威を減らせばよい」。これは、非常にシンプルな考え方ですね。

日々の生活習慣が、アルツハイマー病の発症や進行を左右する

「脳への脅威」を減らすためにはどうすればいいのか、詳細は本文に譲りますが、リコード法に代表される医学界の偉大な発見は、私が長い間研究してきた、認知機能を改善させるためのさまざまなプログラムの効果を、医学的に裏付け、補強するものでもありました。

「高齢化社会を迎えるにあたり、今後ますます必要とされるようになるであろう最新の研究成果を、もっと広く、大勢の方にお伝えしたい」

そのような思いに駆られ、そのエッセンスを「日本人の日常生活のなかで実践可能

な33の方法」に落とし込んで紹介したのが本書です。

本書でご紹介する33の方法を実践する人が増えれば、アルツハイマー病の患者さんは減少していき、日本の医療費は大きく節減されることになるでしょう。70代でもフルタイムで働き、世界を飛び回る高齢ビジネスパーソンが、珍しくない存在になるかもしれません。

認知症とは、もはや誰でも治せる病気、誰でも予防できる病気なりつつあるのです。

２０１８年７月

白澤卓二

アルツハイマー病が革命的に改善する33の方法　◉目次

【生活習慣】

※「リコード法」は、米国のデール・ブレデセン博士が確立した治療法です。日本国内で、リコード法の治療ガイドラインが整えられていくのは、これからです。国内の医師がリコード法を治療に取り入れる場合、個々の患者の病態、精神・身体状況を充分に把握し、診療内容、それに伴う合併症などを患者に十分に説明し、患者の理解、同意を得る必要があります。また治療による結果についての責任は各担当医が負うこととなります。

プロローグ

5分でわかるアルツハイマー病治療・予防の最新事情

33の方法に入る前に、アルツハイマー病治療・予防の最新事情について、その概要を把握しておきましょう。

難しいところは「飛ばし読み」していただいても大丈夫です。

アルツハイマー病は努力次第で治せる病気

私の専門は、もともとアルツハイマー病の研究です。

大学院では免疫学を専攻していましたが、神経科学に転向し、「神経」と「心」の病気であるアルツハイマー病を研究し始めました。昔から私は「アルツハイマーは予防可能である」という仮説を立てて、実験をよくおこなっていました。

「アルツハイマー病の発症を極端に遅らせることで、他の病気が原因で亡くなるようになれば、アルツハイマー病はもはや怖い病気ではない」

そんな持論で研究をしていたのです。

当時は「屁理屈だ」と笑われたこともありましたが、やがて潮目が変わりました。2005年頃から、「アルツハイマー病の発症は遅らせることができる」という研究結果が発表されるようになってきたのです。

「緑茶に含まれるエピガロカテキンをネズミに注入するとアルツハイマー病の発症が遅れる」「カレーに含まれるクルクミンをネズミの餌の中に入れて与えるとアルツハ

イマー病の発症が遅れる」etc……。

また記憶に新しいところでは、日本でもココナッツオイルのアルツハイマー病の予防効果が浸透し、一大ブームが起こりました。いったいなぜ、ココナッツオイルがアルツハイマー予防に効くのか。詳しく説明してみましょう。

人間の脳は通常、グルコース（ブドウ糖）を取り込み活動しています。けれどもアルツハイマー型認知症の脳は、グルコースを取り込むことができません。結果的に脳は萎縮し、認知機能が衰えることになります。

けれども人の脳はグルコースだけではなく、ケトン体（55ページ）も使うことができます。**炭水化物（糖質）を制限すると体内では、不足したブドウ糖を補う形で、かわりにケトン体が合成され、活動をすることができる**のです。

そこで見直されたのがココナッツオイルです。ココナッツオイルに豊富に含まれる中鎖脂肪酸は体内に吸収され分解されると、その一部が「ケトン体」へと変化してくれます。

このブームの火付け役は、米国の小児科医、メアリー・T・ニューポート医師でした。彼女は、アルツハイマー病の夫の治療にココナッツオイルを用いることで、劇的に回復をさせたのです。その経緯は『アルツハイマー病が劇的に改善した！　米国医師が見つけたココナッツオイル驚異の効能』（SBクリエイティブ）に書かれています。その本を監修したご縁で、私もココナッツオイルの効用について、多くのところで説く機会をいただきました。それが2013年のことです。

翌年の2014年には、イギリスの医学専門誌『ランセット・ニューロロジー』（Lancet Neurology）に興味深い論文が掲載されました。「アルツハイマー病は7つの要因を避ければ予防できる可能性がある」と説かれているのです。「7つの要因」とは、次の通りです。

①糖尿病　②高血圧　③運動不足　④肥満　⑤うつ病　⑥低教育水準　⑦喫煙

つまり「アルツハイマー病とは努力で防げる病気である」という見方が、定説となり始めました。

そして2017年、ブレデセン博士がリコード法を提唱し、「アルツハイマー病＝治る病」という図式が新たな〝常識〟として確立したというわけです。

※1：神経情報を「出力する側」と「入力される側」の間にある接触構造。化学物質によって信号（情報）を伝える、という役割がある。

アルツハイマー病の原因とは、いったい何か

そもそも、なぜアルツハイマー病が引き起こされるのか、大きな枠組みから説明してみましょう。

健常な脳では、神経ネットワークの「ダウンサイジング作業」がたえずおこなわれています。

わかりやすく言うと「古くなった**シナプス**※1と**ニューロン**※2が破壊され、それらを新しく生成、維持する」という一連の活動が、常に営まれているのです。

そのとき、ニューロンから飛び出た構造のひとつ**「APP受容体」**も切断されることになっています。

通常であれば、「APP受容体」は1か所で切断されて「2つ」の断片になります。ところが、誤って異なる3か所が切断されて「4つ」の断片に分断されると、新しいシナプスと古いシナプスのバランスが崩れ、やがてはアルツハイマー病の発症に至るというわけです。

※2：脳の神経細胞のひとつで「神経単位」ともいう。「細胞体」「軸索」「樹状突起」からなり、情報処理と伝播能力に優れている。成人の脳の場合、ニューロンは100億から1000億程度あるといわれる。

この状態は「脳がシナプスをつくるよりも速く、破壊してしまう」とも表現できます。ここでは「ＡＰＰ受容体」の切断のされ方のことを、わかりやすく**「４人の不良グループ」**（アルツハイマー病を進展させる）と**「優等生コンビ」**（アルツハイマー病を抑制する）としておきましょう。

では、本来は「優等生コンビ」に分断されるべき「ＡＰＰ受容体」が、なぜ「４人の不良グループ」に分断されてしまうのでしょうか？

その理由として、大きな要因が存在するわけではありません。ブレデセン博士は、その要因が「36個」もあるとしています。そして彼は「36個の因子が多くなるほど、発症リスクが高まる」と教えてくれています（「36個の因子」の詳細については、高度に専門的な話になってしまうため、ここでは割愛します）。

ですから、「ＡＰＰ受容体」が「４人の不良グループ」に分断されないためには、36個の要因のうち、ひとつでも多く、遠ざけることが必要になります。

また、ブレデセン博士は、アルツハイマーになる原因を大きく４つに分類してもいます。

1型（炎症性アルツハイマー病）、**2型（萎縮性アルツハイマー病）**、1型と2型が混ざった**1・5型（糖毒性アルツハイマー病）**、そして**3型（毒物性アルツハイマー病）**です。

「APP受容体」が「4人の不良グループ」に分断される理由は、これらの4つの型のいずれかである、と彼は提唱しています。

ここで思い出していただきたいのですが、前に「脳を守ろうとするアミロイドβが増えないようにするためには、脳への3つのリスクを減らせばよい」とお伝えしました（7ページ）。

その「3つのリスク」とされる①炎症、②栄養不足、③毒素と、1型～3型までのアルツハイマー病の分類は、ほぼ重複することになります。

さらに言うと、先天的にアルツハイマー病の遺伝的リスク因子を抱えている人も存在します（159ページ）。

「ApoE4」（アポイーフォー）と呼ばれる遺伝子が陽性である場合、アルツハイマー病の発症リスクは高まることがわかっています。

つまり、本格的にアルツハイマー病を遠ざけたいなら、まずは「自分がどの型のアルツハイマー病にあてはまる可能性が高いのか」を医療機関で特定したり、遺伝子検査をして「ＡｐｏＥ４」の状態を調べたりすることになります。

そして、そこから個別の対策を立てれば、より治療・予防効果を高めることができるでしょう。

ただ現実的なことを言うと、日本国内では検査ができる医療機関はまだ少なく（１５８ページ）、保険適用外ですので費用もかさんでしまいます。これは、遺伝子検査にしても同様です。

とはいえ、あきらめることはありません。どのような型であるにせよ、遺伝的要素があるにせよないにせよ、「アルツハイマー病の予防・治療」としておこなうことには、共通している部分が多くあるからです。

たとえば、「食生活」というジャンルで考えてみましょう。

ゆるやかな菜食主義を目指したり、ＡＧＥを減らす調理法を心がけたり。市販のスイーツや、グルテンを含む小麦製品や、清涼飲料水、ジャンクフードの摂取を控えたり。

デトックスを促してくれる食材や、不足しがちな亜鉛《あえん》を積極的にとったり。

これらの食習慣は、万人に共通して「アルツハイマー病を遠ざける効果が期待できる」と言えます。

自分の認知症の発症リスクにまつわる検査を受けるまでもなく、誰にとっても「今日から実践すべき生活習慣」というものがあることは明白です。こうした、「どんな属性の人にとっても、共通して実践すべき事柄」を、一般の日本人の生活習慣のなかで無理なくおこなえる方法にまとめたのが、本書の第一部で紹介している33の実践項目なのです。

アルツハイマー病の種類

ここでは先述のアルツハイマー病の４つの型について、知識として知っておいてほしいことをまとめておきます。

◆1型（炎症性アルツハイマー病）

・脳のダウンサイジング作業の結果、「APP受容体」が「4人の不良グループ」へと分断されて起こる。

・通常、新しい記憶の喪失が見られるが、言語や執筆、計算能力は保たれることが多い。

・1型については、検査で評価ができる指標がいくつかある。

・リコード法に最も速く反応することがわかっている。

◆2型（萎縮性アルツハイマー病）

・脳のダウンサイジング作業の結果、「APP受容体」が「4人の不良グループ」へと分断されて起こる。

・通常、新しい記憶の喪失が見られるが、言語や執筆、計算能力は保たれることが多い。

◆1型と2型が混ざった1・5型（糖毒性アルツハイマー病）

・脳のダウンサイジング作業の結果、「APP受容体」が「4人の不良グループ」へと分断されて起こる。

・1型と2型のアルツハイマー病を同時に発症するという混合型のケース。

・血糖値が慢性的に高いのが特徴。

◆3型（毒物性アルツハイマー病）

・1型〜2型までのアルツハイマー病とは、異なる性質をもつ。

・比較的若い40代後半〜60代前半に発症する。しばしば大きなストレスに続いて症状が現れる。

・通常、記憶の喪失というよりも、番号や会話、整理などを含めた「認知的困難」から始まる。

・最近の記憶のみならず、古い記憶も失う。

・計算や読み書きが困難になり、うつ病や注意欠陥などに進展することもある。

・その名の通り、水銀やカビなどの「毒物曝露《ばくろ》」が原因とされる。体内に蓄積した有害化学物質を発見するために、感受性試験をおこなうことが重要と見られている。

従来のアルツハイマー治療の現場では、このような分類はなされていませんでした。しかし、このように要因を突き止め、さらにグループごとに分類までしたことが、リコード法の提唱者、ブレデセン博士の大きな功績です。

すでにアルツハイマー病を発症している人が本格的な改善を望む場合や、まだ発症前の段階にいる人、そしてリスクをもっていることがわかっている人が、発症を阻止しようとするなら、「その人の認知機能低下の要因は、いったい何なのか?」を正確に把握して、それぞれの状態に見合う対策を個別に立てることが理想的です。

アルツハイマー病の最新治療法の概要

では、ブレデセン博士の提唱するリコード法では、いったいどんなことを調べ、その改善を目指すのでしょう。

少し専門的になりますが、その概要を紹介しておきましょう。

❶既存の炎症を治癒し、新たな炎症を防ぐ

「炎症」は、アルツハイマーの型のひとつにもあるほど、認知機能低下を進行させる重要な要因。次の3つを試みることが大切です。

【A】炎症を治癒させる（食生活の改善、サプリメントの摂取、原因を取り除くなど）

【B】新たな炎症を防ぐ（**抗炎症食品**※3を積極的にとるなど）

【C】あらゆる炎症の根本原因を取り除く

（炎症物質の発生源は無数にあります。トランス脂肪酸〈46ページ〉、リーキーガット〈58ページ〉、不衛生口内環境〈101ページ〉、カビ〈106ページ〉など）

❷腸を治癒する

腸を治癒するためには、可能な限り腸を損傷するおそれがある物質を避けることが大切です。その物質は以下の通り。加工食品（37ページ）、グルテン（58ページ）、除草

※3：オメガ3やクルクミンなどの「抗炎症物質」を多く含む食品のこと。ほかにはブロッコリーをはじめとする緑黄色野菜、ビート、生姜、シナモン、クローブ、タイムなどが抗炎症食品として知られる。

剤やアルコール（81ページ）、殺虫剤（118ページ）、ストレス（109ページ）、抗生物質（152ページ）。

❸インスリン抵抗性を改善する

「インスリン」（すい臓から出る、血糖値を下げるホルモン）の働きや分泌量が正常であるにもかかわらず、十分な効果を発揮していない状態のことを「インスリン抵抗性が高い」といいますが、そのような状態を改善していくことを目指します。その解決法として、食事、運動、睡眠、ストレスの改善があります。

❹ホルモンバランスを調整し、最適化する

ホルモンの中には、シナプス機能に重大な役割を果たすものがあります。認知機能低下の予防・回復のためには、専門医とともにホルモン値を最適化していくことが理想的です（甲状腺ホルモン、ストレスに関連するコルチゾール、女性ホルモン、男性ホルモンなど）。

❺ホモシステイン値を改善する

ホモシステイン値が高すぎることは望ましくありません。まず検査によって数値を測定し、サプリメント摂取や食事制限などにより、値を下げることを目指します。ホモシステイン値が6を超える場合、ビタミンや葉酸などのサプリメントを摂取します。3か月たっても数値が改善しない場合は、食事からとるメチオニン（ホモシステインをつくるアミノ酸）を制限します。

❻脳トレーニングをおこなう

今のところ、頭の体操（通常、パソコンなどの機器を用いた脳トレーニング）が認知機能を改善するかどうかについては、賛否両論あります。しかし、何百という学術論文で、脳トレーニングの認知力に対する重大な影響が示されており、中には薬剤を上回るリスク軽減の報告もあります。

❼体内に蓄積した有害金属の恒常性（ホメオスタシス）を整える

医学的定説では、水銀などの金属とアルツハイマー病には関連がないとされています。しかし、アルツハイマー病を含め、認知機能の低下は「新しいシナプスと古いシナプスのバランスが崩れること」（19ページ）が原因という事実が明らかになっています。金属をなるべく排出して、新たに摂り込まないことを目指すべきです。

❽デトックスを習慣化する

認知低下の一因である毒素の排出を目指します。

なお、リコード法についてさらに詳細を知りたい方は、私が翻訳の監修を務めさせていただいた『アルツハイマー病 真実と終焉〝認知症1150万人〟時代の革命的治療プログラム』（ソシム刊）をご覧ください。

本書の「33の方法」をおこなうときに、気を付けたいこと

本書では、こうした最新のアルツハイマー病の研究や、私自身が長年研究してきた成果をもとに、アルツハイマー病の予防・改善に効果があると考えられる「33の方法」

をご紹介していますが、それらを実践するとき、気を付けてほしいことは次の4点です。

①33の項目の中から、ひとつでも多く実践する
②1日でも早く始める
③毎日少しずつでもよいので、生活習慣を変えたら最低6か月は続ける
④自分自身の生活の最適化は、一生続けていく

中でも重要なのは、①の「ひとつでも多く実践する」という意欲的な姿勢です。33の項目をひとつでも多く実践すればするほど、認知機能を回復できる可能性は上がります。

また当たり前の話ですが、②「1日でも早く始める」ことも重要です。治療開始が早ければ早いほど、完全回復の可能性は高くなります。

アルツハイマー病をはじめとする認知症の診断について、現在の日本では「要介護であるかどうか」を基準としています。したがって、アルツハイマー病そのものは、

すでに「末期」の状態で、初めて「病気である」と診断され、介護給付金が支払われるということになります。

一方、最新のアルツハイマー病研究では、診断の時期はそれより20年も早い「40歳」が定説となってきています。人生の折り返し地点をとうに過ぎてから診断を受けるのではなく、「後戻りが可能な時期」に、認知機能を検査することをすすめているのです。

多くの40代日本人は、すでにアルツハイマー病を発症している

いったいなぜ、それほどまでに早めの診断が推奨されるのでしょうか。

そこには深い理由があります。

認知症とは、強い物忘れやうつ状態など、はっきりとした状態が最初から現れるわけではありません。

たとえば代表的な認知症であるアルツハイマー病は、症状が現れてから診断を受ける15~20年も前に、ひっそりと始まります。

それは40代。ようするに、日本の多くの40代は、自覚症状がないまま病気が静かに

進行しているといっても過言ではないのです。

もちろん本人もその家族も、気付くことは困難でしょう。

そして60代を迎える頃、**明確な症状が現れた時期には、すでに「末期」を迎えているる**というわけです。


ですから、アルツハイマー病を予防するという観点から言うと、本書に挙げた33の生活習慣の改善については、今すぐにでも取り組んでほしいのです。

アルツハイマー病のような慢性疾患は、今後、発症を待たずに何十年も前から予防策を実践するのが新たな〝常識〟となっていくことでしょう。


ただし、意気込んで生活習慣の改善を始めたとしても「翌日からめざましい効果が出る」というわけではありません。気長に続けることが肝心です。

行動を変えることは容易ではありません。たとえ、生活改善に時間がかかったとしても自分を責めないでください。

最初の1~2か月が過ぎれば楽になるはずです。

好ましい結果を出そうとするなら、改善したい習慣をいくつか決めて、約半年は徹底的に続けてみてください。

何年もかかって受けたダメージを回復しようとしているのですから、1週間や2週間、ましてや数日どころでは効かなくて当たり前です。「最初の改善が現れるには、3~6か月かかる」と腹を決め、腰を据えて頑張ってください。

それでは次ページより、33の方法を紹介していきます。できることからひとつでも多く、チャレンジしてみてください。

第1部

あなたにもできる「33の認知機能改善法」

method 1

加工食品よりも自然食品を選ぶ

POINT

食品が胃腸を傷めたり、全身に影響を及ぼすことも。
手軽さだけで選ぶのではなく、
原材料に思いを馳せる余裕をもちたいものです。

加工食品の割合は「食事全体の1割以下」が理想的

スケジュールに追われ、忙しい現代人にとって、「加工食品のおかげで助かった！」という局面は、多々あるでしょう。ただ、「アルツハイマー病といつまでも無縁でいたい」と願うのであれば、食生活に占める加工食品の割合はできるだけ減らしていくべきです。

「便利な生活」は人を老けさせ、アルツハイマー病へと導きやすくなります。スーパーやコンビニで買い物するとき、はたまた外食でメニューを選ぶときは、その原料や製造過程についてよく想像してみてください。

加工食品か、そうでないか見分ける際には、その食品の裏側を見てください。成分表が載っていたら、それは加工食品です。かなり大雑把《おおざっぱ》ですが、高齢者が「食品」と認識できないようなものも、加工食品の可能性が高いと見てよいでしょう。

加工食品を控えたい理由は、次の通りです。

◆加工食品に含まれる添加物が体内に蓄積し、血液をドロドロにしたり、血管を傷つけたりして、脳や心臓の病気を招く原因になるから

◆体にさまざまなダメージを与える分子が、混入されているため（果糖ブドウ糖液糖※1、発がん性のある染料、神経毒〈アクリルアミド〉など）

買ってすぐ食べられるもの、腐らないもの。このような加工食品は極力避けましょう。すぐに自然食品に切り替えるのは難しいかもしれませんが、徐々に加工食品の割合を減らして「食事全体の1割以下」に抑えられれば理想的です。

また、見過ごされがちなのですが、加工肉も控えたいもののひとつです。

ソーセージ、ベーコンなどは、添加物に加えてグルテンもわずかながら含まれています。グルテンをとると、腸へのダメージとなります（58ページ）。脳と腸は密接に関係しているので、腸の負担になるものはとらないことが大事です。

□裏側に成分表がある食品は、加工食品。
□加工食品には、添加物やグルテン、その他、毒性のあるものが含まれている。
□ソーセージやベーコンなどの加工肉も、避ける。

※1：別名「異性化糖」。砂糖よりも甘みが強いものの、口中には残りにくく、「冷やすと甘味度が増す」という性質がある。安価なことから、砂糖のかわりにアイスクリームや清涼飲料水など、多くの食品に利用されている。原料はコーンスターチで、とりすぎると糖尿病はじめさまざまな病気の原因となりえる。

method 2

ゆるやかな菜食主義を目指す

POINT

非でんぷん質の野菜と、適度なタンパク質。この2つをしっかりとることが、認知機能改善への近道です。

「動物性タンパク質も食べるベジタリアン」くらいが理想!?

アルツハイマー病を遠ざけるため、おすすめしたいのは、「ゆるやかな菜食主義」です。「厳格な菜食主義」ではないので、誰でも少し気をつければ続けられるはずです。ルールは次の通りです。

①「非でんぷん質の野菜をメインに、植物を基本とした食事」を目指す※2

②タンパク質もとる※3

「菜食主義」ではないので、肉や魚、卵などの動物性タンパク質を食べても大丈夫※4です。米国のD・ブレデセン博士が提唱するリコード法では、タンパク質の理想的な摂取量は、1週間に450gとされています。1日で見ると男性なら50~70g、女性は40~60g程度。もしくは、体重1kgあたり1gのタンパク質で十分※5です。体重が60kgの人は、1日60gのタンパク質摂取でよいことになります。

また、肉はどの部位を選ぶかも重要です。脂質が少ない部位がおすすめです。

※2：でんぷん質の野菜（ジャガイモ、ニンジン、レンコンなどの根菜類）を控えて、他の野菜（葉物野菜、ハーブ、鮮やかな色の野菜など）を積極的にとるのがよい。
※3：植物性タンパク質（豆類、豆腐などの大豆製品など）も動物性タンパク質（肉、魚、卵など）も、どちらも大事。

サシの入った霜降り肉ではなく、赤身肉か鶏肉を選びましょう。

外食のときも「ゆるやかな菜食主義」は実践できます。

たとえばファミリーレストランで食事をする場合、サラダバーがある店なら、まずサラダバーを注文し、ステーキを食べてタンパク質をたっぷり補給しましょう。付け合わせのポテトは店員さんに頼んで少なめにし、ご飯やパンのセットは断ります。足りなければ、ミネストローネ（野菜をメインとしたスープ）を1品追加します。

居酒屋での食事も大丈夫です。サラダ、冷奴《ひややっこ》、刺身盛り合わせ、この定番の3品を頼めばよいのです。いただく際には、サラダをとってから、冷奴や刺身を食べましょう。このメニューは太りにくいうえ、血管を守る成分も豊富です。これで足りなければ、ホッケやシシャモなどの魚の焼き物、もしくはシンプルな串焼きなどを追加注文しましょう。

□非でんぷん質の野菜をメインに、植物を基本とした食事を目指す。
□タンパク質は、1週間に450gまでとってよい。
□知識さえあれば、外食でも「ゆるやかな菜食」は難しくない。

※4：人の細胞はタンパク質なしではつくることができない。食事で十分なタンパク質を供給しないと、新陳代謝ができず、老化が進んでしまう。特に、体内で合成できない「必須アミノ酸」という8種類の貴重な栄養素は、食事からしかとれない。
※5：素材の重さが、単純にタンパク質の量になるわけではない。約85gの魚には約20gのタンパク質が含まれている。計算をして、うまくとることが大事。

method 3

焦げる可能性のある調理法は避ける

POINT

「ほんのりキツネ色」「パリパリのお焦げ……」おいしい部分には、気になる物質が含まれることも。生や、低温調理の献立で美味なものを探しましょう。

「お焦《こ》げ好き」から、卒業すべし

少し焦げたステーキや焼き肉、焼き鳥、うなぎのかば焼き、ホットケーキ……。

「焦げ目が、アクセントになってうまい！」

そんな理由で、こんがりと焼けているところを好んで食べている方もいることでしょう。けれども、ちょっと待ってください。現代では、「焦げている部分」が体に有害であると科学的に証明されています。焦げている部分には**「AGE」**※6**（終末糖化産物）**が、含まれているからです。

AGEとは、酸化ストレスや炎症、または糖尿病やその他の慢性疾患などの症状をつくり出す、恐ろしい物質です。もちろん、アルツハイマー病を引き起こす原因にもなります。ですからAGEを避けるに越したことはありません。パッと見て「焦げている」とわかるところは、残すようにしましょう。もしくは、焦げ目がつく可能性がある調理法は、控えられればベストです。

さらに言うと、ほかの揚げ物や焼き物系の食品にもAGEが含まれているので気を

※6：タンパク質と糖が加熱されてできた物質のこと。酸化ストレスや炎症、糖尿病やその他の慢性疾患をつくり出す性質をもつ。強い毒性をもち、老化を加速させ、アルツハイマー病や動脈硬化、骨粗鬆症、白内障などの引き金になる。

つけてください。焦げ目がたとえついていなくても、高温でゆでたり焼いたり揚げたりすることで、食材の中でAGEがつくられるのです。

たとえばトンカツや唐揚げなどの動物性脂肪食品には、AGEが多く含まれます。フライドポテトやポテトチップスもAGEが多いため、避けたいものです。

反対に、どうすればAGEの産生を抑えられるのか考えてみましょう。

生野菜や刺身など生の食品の場合、AGEはうんと少なくなります。また動物性食品は未調理でもAGEが存在しますが、野菜は未調理でもAGEは存在しません。

調理法について言うと、高温での長時間調理よりは、低温での短時間調理がおすすめです。レモンやライム、酢などの酸性の食材を同時に使うことでも、AGEを減らすことができます。

□AGEを減らす調理法を心がける。
□AGEが少ないのは、生野菜や刺身。
□理想は、「高温での長時間調理」より「低温での短時間調理」。

method 4

フライ、天ぷらなどの揚げ物は控える

POINT

揚げ物が好きという方は、多いものです。けれども、脳への大きな悪影響を一度知ると……。他の調理法を選びたくなるかもしれません。

AGE、トランス脂肪酸、神経毒など、揚げ物にはデメリットしかない

前にも見た通り、アルツハイマー病の誘因となるAGE（43ページ）を増やす調理法、それはズバリ「フライ」「天ぷら」などの〝揚げ物〟です。

揚げ物の場合、油で揚げることで、**トランス脂肪酸**※7が発生し、神経毒の「アクリルアミド」という物質が脳の「海馬《かいば》」を攻撃することにもなります。

「海馬」とは、記憶をつかさどる脳の部位です。アルツハイマー病の多くの症例では「海馬の収縮が見られる」と言われますから、とりわけ大事にすべき部位であるはず。揚げ物に含まれるアクリルアミドをとって、わざわざ脳にダメージを与える必要なんてありません。

ここまでお話しすると、もう揚げ物類は控えたくなったのではないでしょうか。

ではいったい、何を食べればよいのでしょうか。

たとえば職場でお弁当を買うときなどは、酷に聞こえるかもしれませんが「揚げ物類が多い弁当」は避けるのが一番です。「幕の内弁当」などはおかずの品数が多いため、

※7：マーガリンや製菓・製パン用のショートニングなどに用いられる植物性油脂中の悪玉物質。細胞膜を変質させる、悪玉コレステロールを増やす、肥満や骨に影響を及ぼすなど、体に多大な悪影響を与える。製品裏面の表示をよく確認したい。

一見健康的に見えますが、万が一、揚げ物が多いようなら、他の選択肢をチョイスするのが正解です。

一例を挙げると、「生姜焼き弁当」と「サラダ」のコンビを選ぶほうが、揚げ物メインの弁当よりも断然健康的です。

また揚げ物の中でも特に人気のメニューに「唐揚げ」があります。

タンパク質が豊富な鶏肉は、筋肉強化に役立つ食材ですし、ケトーシス状態（155ページ）に切り替える際の強い味方となります。

けれども、鶏肉の唐揚げは、おすすめできません。

唐揚げの場合、フライや天ぷらに比べると衣は少ないのですが、少量とはいえ小麦粉をまぶしています。つまり、腸を傷めるグルテンのとりすぎにもつながります。

□高温調理、中でも揚げ物は、AGEをわざわざ増やす調理法である
□油で揚げることで、トランス脂肪酸も発生。さらには神経毒が、海馬を痛めつける。
□おかずの数がいくら多くても、揚げ物が多い弁当は避けたほうがよい。

method

5

1日に8～12時間は「絶食」する

POINT

さまざまな健康効果が期待できる「絶食」。ときどきおこなうのではなく、毎日おこなうことが大事です。翌朝、空腹で自然に目覚められたら、最高です。

「半日間の絶食」を習慣化すれば、アルツハイマー病は自ずと遠ざかっていく

アルツハイマー病予防のためには、１日のうちで絶食している時間を少しでも増やすことが重要です。絶食中にケトン体がつくり出され、体がケトーシス状態（155ページ）になるからです。ケトーシス状態は、アルツハイマー病を遠ざけてくれます。

また専門的な話になりますが、絶食によって**インスリン感受性**※8が改善され、認知機能のアップにもつながります。

時間帯は「夕食後から翌朝まで」です。理想の長さとして「8時間」、できれば「12時間」が推奨されます。

「12時間」という長さに、驚かれるかもしれませんね。たとえば夜19時に夕食をとったとすれば、「翌朝7時まで食事をしない」という計算になります。

【会社勤めの方が食事をとる際の理想的な時間の例】

◆20時……夕食

※8：インスリンは、すい臓から出るホルモンで血糖値を下げる働きをする。そのインスリンの働きや分泌量が正常であるにもかかわらず、十分な効果を発揮していない状態のことを「インスリン感受性」と呼ぶ。言い換えると「インスリン感受性が低い」「インスリン抵抗性が高い」ということになる。

◆23時……就寝
◆翌日8時……「絶食後1回目の食事」朝食（ココナッツオイルコーヒー※9など。12時間絶食したことになる）
◆翌日12時……「絶食後2回目の食事」昼食（普通の健康的な食事）

ポイントは、夕食後、おやつをつまんだりお酒を飲んだりしないこと。また、就寝の3時間前には、夕食を終えておくことです。そうすることで、就寝前に「インスリン値」が急上昇することを防げます※10。

可能な範囲で食事の時間を調整して「1日12時間の絶食」を習慣化してみてください。

□絶食の時間帯にケトン体がつくられ、アルツハイマー病が遠ざかりやすくなる。
□絶食時間の長さの理想は、1日8時間〜12時間。
□夕食は、睡眠時間の3時間前に終えておく。

※9：ブラックコーヒー1杯に、ココナッツオイル大さじ1杯（15㎖）を入れる。アルツハイマー病予防効果が期待できる。
※10：就寝前にインスリン値が急上昇すると、睡眠や免疫機能に役立つ「メラトニン」や「成長ホルモン」の分泌が抑制され、体の修復がおこなわれにくくなる。

method 6

【控えたい食品・食材】

砂糖はもちろん、人工甘味料もなるべく避ける

POINT

「糖分」といっても、さまざまな種類があります。そのリスクは「肥満」だけにとどまりません。脳を機能不全に陥らせたり、麻痺させたりもするのです。

「フルーツはどんどんとるべし」「ハチミツは健康的」「根菜は体にいい」……は、誤解！

避けたい糖分について見ていきましょう。

まず最初に、ある共通点をもつ4つの食材を紹介しましょう。左の4つの食材を見て、その共通点がわかりますか？

①穀物
②果物
③根菜
④ハチミツ

いずれも「食べてすぐ甘い」「よく嚙むうちにほのかに甘味を感じるようになる」食材ですね。これらの共通点は「ブドウ糖（グルコース）や果糖（フルクトース）などの単糖類を多く含む」という点です。

※11：高血糖の状態は糖尿病の原因になるだけではない。体内の過剰なブドウ糖が脳内のタンパク質にくっつくため、「糖化反応」を起こす。そしてタンパク質が糖化すると、脳内の伝達物質の受け渡しのスピードが著しく落ちる。すると炎症が引き起こされ、脳細胞を破壊され、アルツハイマー病を招くことになる。

ブドウ糖は、よく知られているように、大量にとると血糖値の急上昇を招きます。**高血糖の状態**※11は炎症を引き起こし、アルツハイマー病を招くことになります。**果糖**※12は、中性脂肪の値を上昇させる作用があることがわかっています。

このような理由から、ブドウ糖や果糖はとりすぎないほうがよいのです。

また、もうひとつの「避けたい糖分」として、**人工甘味料**が挙げられます。そもそも人工甘味料とは、減量や糖尿病予防のために開発され、使われている糖分ですが、近年、「人工甘味料で**耐糖能異常**※13が起きる」という研究結果が報告されています。

つまり、人工甘味料のおかげで糖尿病の一歩手前の状態になってしまうのですから、けっしてよい糖分ではありません。

特に注意してほしい人工甘味料は「サッカリン」「スクラロース」「アスパルテーム」の3つ。これらが含まれている加工食品には手を出さないことが理想的です。アルツハイマー病の最新治療法として話題のリコード法でも、この3つが人工甘味料の「3大悪」として挙げられています。

反対に、比較的安全な甘味料は**ステビア**※14です。ステビアは百歳長寿の抗酸化食

※12: 果糖には中性脂肪の値を上昇させる効果があることがわかり、心臓病の発症リスクを高めるとして注意が呼びかけられるようになった。
※13: インスリンの働きが悪くなり、食後の血糖が上昇する状態のこと。
※14: 原料のステビアは南米・パラグアイ産の野草。

でもあるので、とりすぎなければ心配はありません。

このような糖分にまつわる話をすると、多くの方から驚きの声をいただきます。

「フルーツなら、いくら食べてもよいと誤解していた」

「健康のためと思って、ハチミツを積極的にとっていた」

このような方々には「糖分が体を動かすために必須のものである」という思い込みがあるようです。

ですから、**「そもそも糖分とは体に必須のものではない」「むしろ糖質を断つことができれば理想的である」**というところから、わかりやすくお話をしています。


たとえば砂糖について考えてみましょう。

砂糖はあらゆるお菓子やパン、飲料などの加工品に使われていますし、なかには料理で使うという方も多いことでしょう。

砂糖の1日の理想の摂取量をご存じですか。

アルツハイマー病を遠ざけたいとき、先述のリコード法の提唱者、米国のD・ブレデセン博士は、砂糖の摂取量について「1日15g以下に抑えましょう」と説いていま

※15：糖質をとると血糖値が急上昇し、大量の「インスリン」が分泌される。するとインスリンは血液中のブドウ糖を除去しようとするため、血糖値が下がりすぎてしまう。脳のエネルギー源となるブドウ糖はやがて不足し、脳が機能しなくなる。

す。これは市販のソフトドリンク1杯に含まれる砂糖より、はるかに少ない量です。通常、ソフトドリンク1杯に砂糖は40~100gも含まれています。

いったいなぜ、砂糖が駄目なのでしょうか?

アルツハイマー病の大きな原因として、慢性的な「炎症」が挙げられます。ですから「炎症を少しでも防いでいこう」とするのが大原則です。

ところが砂糖を多量にとると、短時間に急激に血糖値が上がり、体全体が炎症を起こしてしまいます※15。

では、糖質中毒に陥らないためにはどうすればよいのでしょうか。

解決策は、極めてシンプルです。

徹底的に糖質を断てばよいのです。

糖質を断ってもほかのエネルギー源があるから大丈夫。前述した「もうひとつの脳のエネルギー源」、それが**ケトン体**※16です。

ケトン体の効果は、明日からでもすぐ実感できます。

まず今日の夕食で、炭水化物を抜いてみてください。すると明日の朝は普段より1

※16：炭水化物などの糖質の摂取を制限したときに、体の中で発生する物質。「マウスにケトン体を誘導するエサを与えることで、脳の認知能力が20%伸びた」という結果が明らかになっている。アメリカでは「ブドウ糖よりもケトン体のほうが脳にとって優れたエネルギー源である」という見解が、すでに広まっている。

時間ほど早く、すっきりと目が覚めることでしょう。顔のむくみも見られないはずです。ケトン体は、糖質を断って約5時間で発生するので、24時間以内には普段との違いを実感できるはずです。

大切な商談や大きなプレゼンなど「どうしても脳を活性化させたい」という機会があれば、ぜひ、その前にケトン食（糖質制限高脂肪食）を実践してください。

それが習慣化すれば、強力なアルツハイマー病対策となるはずです。

もちろん、糖質好きな人が突然それを断つというのは、難しいものです。なぜなら糖質には依存性があるからです。少しずつ「体にやさしい甘み」に置き換えたり、しっかり食事をとったり、甘みを欲する原因（ストレスなど）を解消したりすることから始めてみましょう。

□ブドウ糖や果糖などの単糖類は、アルツハイマー病の要因となる。
□サッカリン、スクラロース、アスパルテームなどの人工甘味料は特に注意。
□糖質を思い切って断てば、ケトン体をエネルギー源として効率よく生きられる。

method 7

小麦製品の摂取は最小限に

POINT

パンやパスタなど、小麦製品を好きな人は多いもの。けれども、そのような嗜好は、胃腸に穴を開け、アルツハイマー病を招きかねません。

「グルテンフリー」の考え方を、ブームで終わらせてはいけない

炎症は、アルツハイマー病の要因のひとつです。炎症は、たとえ感染がなくても起こります。たとえば**リーキーガット**※17（腸漏れ症候群）になり、胃腸に穴が開いたときにも引き起こされます。

胃腸に穴が開いて中身が漏れ出し、血流に余計なものが混じったとき、体はそれを「異物が入ってきた」と判断し、炎症を引き起こすのです。ですから胃腸に負担をかけないようにして、リーキーガットを防がねばなりません。

具体的には、小麦を控えること。小麦の主成分であるグルテンが、リーキーガットの原因だからです。

このお話をすると、決まってこのような反論があります。

「グルテンに敏感な体質の人（**グルテン過敏症**、または**グルテン不耐症**）は、数パーセントでしょう？　それ以外の人は、小麦を食べても大丈夫なのでは？」

※17：腸の上皮細胞の固い密着結合がゆるみ、まるで腸に穴が開いたように腸のバリア機能が低下して、食物や有害物質などが体内に漏れ出す状態のこと。臓器からさまざまなものが流出しているため、きわめて危険な状態である。

たしかに、「グルテンに敏感な体質の人」は、確率的にそう多くはありません。アメリカの人口のわずか5％。日本人の場合は、その数字よりもっと低いとされています。けれども「ほとんどの人にとって、グルテンは有害である」「どんな人であれ、グルテンをとると腸内膜にダメージを負い、リーキーガットや慢性的炎症などを発症しかねない」と、多くの研究者が指摘しています。

ですから「グルテンは腸のバリアの統合性に障害を与え、**血液脳関門**※18にもダメージを与え、リーキーガットや全身性炎症、そしてアルツハイマー病の発症リスクを増加させる」と考えてください。

具体的に、控えるべき食品は、パン全般、パスタ類、麺類、一部の和菓子（たい焼き、どら焼きなど）です。

「和菓子はヘルシーなおやつのはずではないのか？」

そう思われるかもしれません。

たしかに「豆かん」など「小麦が使われていないもの」は栄養豊富で、おすすめしたいおやつの代表格です。ところが**たい焼きやどら焼きには、小麦粉が使われています。**「和菓子」といえども要注意です。

※18：「BBB」とも言う。脳における関所のような機構で、脳に直接有害なものが流れ込むのを防いでいる。

また、うっかり見落とされてしまいがちなのが「そうめん」です。

そうめんの原料は、精製された小麦粉です。血糖値が急上昇し、太りやすい体になってしまいます。

「食欲がないから」といって夏場にそうめんにとびつくのはやめて、栄養のある野菜スープなどを食べるようにしましょう。

脅すわけではありませんが、胃腸に穴が開くと、**自己免疫性疾患**※19を起こしやすくなることがわかっています。胃腸が漏れている状態が健康であるわけがありません。

また、小麦製品を食べすぎると、糖質依存に陥る可能性が高くなります。

小麦には依存性があるため、お腹が満たされていても、また数時間後に食べたくなってしまうのです。それは本当の食欲ではありません。

小麦製品を食べる頻度は減らすに越したことはありません。

小麦の主成分であるグルテンと砂糖が組み合わさった食品は、一層〝危険〟です。

※19：ここでは多発性硬化症や、慢性関節リウマチ、エリテマトーデスなどが当てはまる。

脳の炎症をより誘発してしまうからです。それはアルツハイマー病の強力な引き金となりえます。「小麦粉を使った甘い食品」は、避けるに越したことはありません。たとえば菓子パン、そしてドーナツなどです。

私から見ると、日本の60代以下の人は「潜在的な糖質依存症ではないか」と思いたくなるほどこれらが大好きで、その危険性を軽視しすぎています。若い世代ほど、その傾向は顕著になります。

戦後生まれの60代以下の人は、今の食文化を疑うことからはじめましょう。

「市販の菓子パンやドーナツが大好きで常食している人」に、美肌の人はほぼいません。砂糖やバターは肌荒れに直結しますし、ほかの材料の質もよくありません。マーガリンの場合は、血管を老けさせる**トランス脂肪酸**（46ページ）が含まれているため、血液があっという間にドロドロになってしまいます。

肌は体の一部ですから、医学的に考えても「血液が不健康な状態で肌がきれい」ということはありえません。美しく歳を重ねたいなら、菓子パンもドーナツも「摂取ゼロ」を目指したいものです。

また、耳慣れない病名かもしれませんが**「セリアック病」**の発症リスクも高まります。これは胃や腸の粘膜が萎縮する病気で、原因としては遺伝子組み換えの小麦が疑われています。日本で流通している小麦製品は輸入小麦がほとんどですから、遺伝子組み換えの小麦が使われている確率は高いはずです。そうなると、早晩日本でもセリアック病の患者さんが大量に増えてしまうかもしれません。

言わずもがなですが、菓子パンやドーナツを常食している糖質中毒気味の方は、糖尿病をいつ発症してもおかしくありません。甘いものがやめられない方は、体にやさしいほかの甘味（98ページ）を試してみてください。

□グルテンは、アルツハイマー病の要因のひとつであるリーキーガットの要因。
□グルテンと砂糖は、〝最凶〟のアルツハイマー病誘致コンビ。
□不健康スイーツから、「体にやさしい甘味」に切り替える。

method

8

市販の甘い飲料は〝糖質ゼロ〟でも手を出さない

POINT

「果糖ブドウ糖液糖」「カロリーゼロ」「糖質ゼロ」。この3つの言葉の意味をよく知り、遠ざけるだけでも、立派なアルツハイマー病対策となります。

果糖ブドウ糖液糖を使った飲料や加工食品は、食べない、飲まない

アルツハイマー病予防に限った話ではありませんが、甘味のある清涼飲料水を飲むことは、すぐにやめるべきです。なぜなら、たいていの清涼飲料水には**果糖ブドウ糖液糖**（38ページ）という有害な甘味料が含まれているからです。

果糖ブドウ糖液糖が怖いのは、さまざまな加工食品に使われている点です。気付かないうちに大量摂取しているかもしれません。製品裏面の表示をよく見るようにしましょう。

もうひとつ気をつけてほしい清涼飲料水があります。

「カロリーゼロ」「糖質ゼロ」（糖質オフ）を掲げるドリンクです。

いずれも飲んだり食べたりすると確かに甘いのに、「カロリーがゼロ」「太らない」などと表示されています。これらの商品にも落とし穴があります。糖質のかわりに添加されている人工甘味料に、実は肥満や糖尿病などのリスクがあるのです※20。

※20：英国ケンブリッジ大学の研究グループは「人工甘味料入り飲料で糖尿病発症リスクが25％増加する」などと警鐘を鳴らしている。

※21：酢には血管についた炭水化物を洗い流す働きがある。黒酢はアミノ酸が豊富で血糖値の上昇を抑える働きをもつ。大さじ1～2杯を水やお湯で割って飲むとよい。

ではいったい、甘い飲み物を飲みたいときは、何を飲めばよいのでしょうか。

まず考えられるのは、**黒酢**※21です。

もうひとつは、**「Kombucha《コンブチャ》」**※22（紅茶キノコ）と呼ばれる飲料です。

もちろん、黒酢もコンブチャも無理をして常飲し続ける必要はありません。

大事なことは、あらゆる甘い清涼飲料水を断つこと。「カロリーゼロ」「糖質ゼロ」（糖質オフ）などとうたう商品も含めてです。


のどが渇いたときは、お茶や紅茶、コーヒー（185ページ）、もしくは水を飲むのがいちばんいいのです。アルツハイマー病はじめ、あらゆる病気を予防するには、まずそこからです。

このように、飲み物の話をすると、必ずといっていいほど、「適量」について質問をいただきます。

1日の水分摂取量の目安は、体重の30分の1程度が目安です。たとえば60kgの人は1日合計2ℓ飲めばよいことになります。

※22：海外セレブから火がついたヘルシードリンク。日本でも缶入り、瓶詰などの形で市販されている。また、最近は専門のカフェなどもある。読みは「コンブチャ」だが、その正体は昆布茶ではなく「紅茶キノコ」と呼ばれるもの。酵素やアミノ酸はじめ、さまざまな栄養素を含んだ発酵ドリンクである。

ただし、「多く飲めばよい」ということではありません。「健康のため、美容のため」といって水分をとりすぎると、電解質が薄まり「水中毒」に陥ることがあります。また、むくみの原因にもなるので、よくありません。

また水分は、基本的に「いつ飲んでもよい」ものですが、避けたほうが望ましいときがあります。それは「食事中」です。

食事中に水分をとると、胃の中の消化液が薄まってしまいます。その結果、消化が悪くなるだけでなく、栄養がきちんと代謝されず太りやすくなることもあります。

ですから、**水分は食事前にとることができれば理想的**です。具体的に言うと、コップ1杯の水を飲んでおくだけで、胃腸は活性化してくれます。

さて、もうひとつ大事なことをお伝えしておきましょう。「常飲に適した水分」とは、到底いい難い製品についてのお話です。

本書の読者の中に、ドロドロとした甘いドリンクを常飲している人はいないでしょうか。あの人気有名コーヒーチェーンの定番メニューのひとつ、「フラペチーノ」です。

※23: とりすぎてしまった糖質（砂糖）は、エネルギー源とはならず、中性脂肪となり肝臓や脂肪細胞に蓄積されていく。太りすぎは、アルツハイマー病の要因のひとつなので、避けるに越したことはない。

さまざまなフレーバー（風味）で、季節限定のものなども多いことから、フラペチーノ目当てで店に通う人も多いようです。

フラペチーノを「おいしい」という方が多い理由は、わかります。なぜなら、フラペチーノには尋常ではない量の砂糖が使われているからです。たとえば「バニラ クリーム フラペチーノ」（トール）には、なんと砂糖48ｇ（角砂糖12個分）が使われています。

ＷＨＯが定める糖類摂取基準は、成人で１日約25ｇです（米国のＤ・ブレデセン博士が提唱するリコード法では、１日15ｇ以下の摂取に抑えることを推奨しています）。

フラペチーノに含まれる砂糖の量がいかに多いか、理解いただけたことでしょう。

砂糖の害※23としては、まず肥満などが挙げられますが、**脳や全身の老化が促される点**※24も、怖いものです。

また砂糖のとりすぎは、脳内神経伝達物質**「ドーパミン」「セロトニン」**などの分泌を促します。これらが過剰に分泌されることで、ビタミン不足やうつ、貧血、疲労感

※24：砂糖が老化を促す原因は「糖化」にある。「糖化」とは、血液中のブドウ糖があふれ出してタンパク質と結びつき、体温で熱されること。糖化が起こるとAGE（終末糖化産物）という強い毒性の物質がつくられる。AGEは外見上の老化を引き起こすだけでなく、脳梗塞や心筋梗塞の一因となる。

などの害が引き起こされます。糖尿病のような生活習慣病や低血糖、イライラや低体温など、本当にさまざまな症状が現れるようになるのです。なかでも糖尿病（またその予備軍である状態）やイライラは、アルツハイマー病の一因です。砂糖を控えることで、少しでも遠ざけていきましょう。

もちろん、たまには「自分へのご褒美」も必要かもしれません。甘味を欲するときは「コンブチャ」（65ページ）や、体にやさしい甘味（98ページ）をとるようにしてください。

□果糖ブドウ糖液糖や、人工甘味料入りの飲料は飲まない。
□フラペチーノには、角砂糖10個以上の砂糖が使われているものがある。
□「甘すぎる食品」は、メーカーや店の策略ととらえていい。

method 9

バーガー・ポテト・コーラの「凶悪セット」は注文しない

POINT

「よくぞここまで、有害な食材ばかり集めたものだ」そう驚いてしまう組み合わせがあります。その破壊的な力を、理論的に説明しましょう。

飽和脂肪酸、単純炭水化物、グルテン、AGEなど悪役が大集合！

この50年で、日本人の食生活はガラリと激変しました。肉や加工食品の摂取量がぐんと増えた一方で、食物繊維が豊富な食品の摂取量が激減してしまいました。

その結果、増えてきたのが大腸がんや乳がんです。またぜんそくやアトピー、花粉症などのアレルギー疾患も増え続けています。つまり、**脂身肉や加工食品は、がんやアレルギーを引き起こす要因**だと言えるでしょう。

日本人の食生活が一気に変わった象徴として、わかりやすい例がファストフード食です。ワンコインあればお腹がいっぱいに満たされてしまう**「バーガー、ポテト、コーラ」という3大悪の組み合わせ**です。私はこの組み合わせを「凶悪セット」と呼んでいます。

皆さんも、この「凶悪セット」の弊害について、認識はしているはずです。

「ハンバーガーのセットを食べ続けていると、体によくないらしい」

では、いったい凶悪セットの何が悪いのか。

肉や加工食品の摂取量が増えると、なぜよくないのか。

食物繊維が減ると、なぜよくないのか。

ここではわかりやすく説明してみましょう。

一般的なハンバーガーには、穀物で育てられた牛肉が使われています。先述のオメガ6系脂肪酸の脂質（油）がたっぷりで、反対に抗炎症性の**オメガ3系脂肪酸**※25の脂質は少ないことでしょう。

またバーガーのバンズ（パン）はグルテンが豊富なうえ、「果糖ブドウ糖液糖」（38ページ）を含むケチャップが塗られています。まるで「胃腸内膜や血液脳関門（59ページ）に穴を開けるため」のようなスタイルです。そこに、AGE（43ページ）たっぷりのポテトフライ、糖分過多のコーラが添えられるというのが、ファストフードの基本スタイル。これが、〝恐怖〟の「凶悪セット」です。

その特徴は次の3点に集約されます。

※25：青魚などに含まれる、体によい油。分解されるとDHAやEPAになって「アラキドン酸」という物質を中和してくれる（ナッツやクルミにも含まれる）。

①単純炭水化物（糖類、パン、ジャガイモ、白米、ソフトドリンク、アルコール、キャンディ、ケーキ、加工食品など）であること
②飽和脂肪酸（肉や乳製品、ラードやバターなど動物性の食品に多い脂肪）であること
③食物繊維（水溶性、不溶性いずれも）が欠乏していること

なぜ食物繊維の欠乏がよくないのかというと、糖質を吸収しやすくなってしまう※26からです。ですから糖質をとるなら、先に食物繊維をとることが大事※27になります。

飽和脂肪酸は、ケトーシスを引き出すこと（155ページ）に役立つ半面、単純炭水化物と結合しやすいという性質があります。食物繊維がない場合は体に破壊的な影響を与え、心血管疾患やアルツハイマー病などを招くことになります。

□ハンバーガーのリスクは、質の悪い牛肉とグルテンおよびケチャップ。
□そこにAGEたっぷりのポテト、糖分過多のコーラが合わさると「3大悪」。
□食物繊維をとらないことが、炎症の発生を加速させる。

※26：糖質を吸収しやすくなると、インスリン値が急上昇して全身で炎症が起こることになる。炎症はアルツハイマー病の大きな要因なので、避けるに越したことはない。
※27：食物繊維をとることは、血糖を引き下げる強力な手段となる。炭水化物の吸収が抑制され、最適な腸内フローラ（微生物叢）をつくることにも役立つ。

method 10

白米は〝1日1膳〟で十分、玄米に変えればなおよし

POINT

日本人が大好きなお米も、残念なことにアルツハイマー病を招く要因のひとつ。また玄米についても、少し注意してみてほしいのです。

「米粉」も「玄米」も、ヘルシーというわけではない!?

白米も玄米も、糖質の中の「多糖類」という仲間に分類されます。もともと食物繊維が豊富なうえに、食物繊維とよく似た働きをする「レジスタントスターチ」という成分を含むため、消化吸収がゆっくりとしたペースでおこなわれます。

とはいえ、とりすぎはよくありません。白米も玄米も、結局「糖質」だからです。白米や玄米を毎日食べる必要はありませんし、食べる場合も1日1膳で十分です。

「糖質をとりすぎることで脳の働きが悪くなり、ＩＱが低下する」というデータさえ存在します。アルツハイマー病を遠ざけたいなら、糖質は控えたほうがよいのです。

そういった意味では、近年人気の**「米粉」を使ったメニューや加工食品**※28も、おすすめできるわけではありません。これらは小麦粉を使うべきところを、米粉に置き換えているのです。結局、米という糖質をふんだんに使っているわけですから、糖質依存を助長するだけ。「米粉使用」という事実は、何の〝免罪符〟にもなりません。

※28：「米粉クッキー」や「米粉ケーキ」、「米粉うどん」や「米粉フライ」などもある。
※29：玄米とは、発芽するための機能がひと単位で揃っている「お米としての機能ユニット」と言える。白米のエネルギーを分解する機能をもつ栄養素も、玄米のなかに存在する。だから精製された白米よりは、玄米のほうがよい。

さらに言うと、**米よりも玄米のほうが比較的おすすめ**※29できます。米よりGI値※30が低く、また精製されていない分、ビタミンやミネラルなどの栄養が豊富です。

とはいえ、玄米にも気を付けるべきポイントがあります。玄米は、白米とは異なり「米ぬか」と「胚芽《はいが》」という比較的外側の部分を取り除かずに食べるもの。だから、玄米を食べることは、水田の土壌汚染の影響をダイレクトに受けることにつながりかねません。具体的には、**カドミウム**（重金属のひとつ。鉛やヒ素と同様に、脳にアルツハイマー病の発生を促す物質として知られている）の汚染が懸念されます。

重金属の中には、体内に取り込まれるとなかなか排出されにくい物質も多くあります。毒性のものをとり込む量は、極力減らすことが大事です。

重金属の検査など土壌管理をしっかりおこなっている、信頼できる農家さんの玄米を入手できれば、理想的です。

□白米や玄米を、毎日食べる必要はない。
□「米粉」という言葉のヘルシーさに、惑わされてはいけない。
□カドミウム汚染の心配がない水田の玄米を取り寄せるのが理想的。

※30：「グリセミック・インデックス」の略で、血糖値の上昇率を表す指標のこと。「ブドウ糖をとったときの血糖値の上昇率」を「100」とした場合、それぞれの食べ物がどの程度の上昇率かを示したもので、たとえば「玄米55」、「ジャガイモ90」といったように表す。GI値が低いほど、糖尿病対策の食品といえる。

method 11

魚は大型魚より中〜小型魚、養殖ものより天然もの

POINT

海洋汚染の影響で、魚食を手放しにおすすめできない時代となりました。魚は、大きさや種類を吟味して選びましょう。

「健康のために魚を食べましょう」という常識は〝非常識〟に？

海洋国に住む私たち日本人は、昔から魚を常食してきました。栄養学的に見ても、魚はとても優れた食材※31です。けれども近年は海の汚染の影響で「食べるリスク」も一部で懸念されるようになりました。

汚染源として最も危惧《きぐ》されるのは、水銀などの重金属です。海水中にいったん流れ出し、溶け出してしまった重金属は、海中の生物たちに取り込まれてしまいます。つまり、水中に溶け出した重金属をプランクトンが吸収し、それを小型魚、大型魚、人間という順番で食べていくことになるわけです。

このような生物の関係を専門用語で**「食物連鎖」**と呼びます。生物などの教科書にある、ピラミッド状の「食物連鎖の図」を覚えている方もいるかもしれません。

忘れてはいけないのは、そのような重金属による汚染が「まんべんなく広まっていく」のではなく、食物連鎖の上位にいる生物ほど、汚染の濃度が高まっていくという原則です。

※31：魚には「オメガ3系脂肪酸」（71ページ）と呼ばれる脂質が豊富に含まれ、「ブレインフーズ」（脳の食べ物）と称されるほど、脳の健康を守る作用が高いとされる。また「オメガ3系脂肪酸は、血管に非常によい健康効果をもたらす」という多くの研究データが世界中に存在している。

汚染濃度が濃くなっていく、つまり汚染のレベルが上がっていくことを**「生物濃縮」**と言います。この原則で考えてみると、現代社会において食物連鎖の頂点に君臨する私たち人間は、最も生物濃縮しやすい位置にいます。ですから「毒性のものをできるだけ避ける」という姿勢が大事なのです。

もちろん、魚が水銀に毒されているかどうかは、肉眼ではわかりません。ただ、魚をよく食べる人は「水銀のせいで疲れやすくなる」という傾向が見られます。腸管のバリア機能が低下し、免疫低下や炎症が起こるからです。心当たりがある人は、毛髪ミネラル検査で有害物質の量を測ってみてください。ネット上のサービスでも検査を受けることができます。

水銀の汚染が特に気になるのは、大型魚のマグロや、養殖のサーモンなどです。原則として、大きな魚は控えめにし、小さな青魚を選んで食べるようにしましょう。

◆摂取してもよい魚

・小型魚（ジャコなど）

・イワシ（アンチョビ）、カタクチイワシ、ニシン、サバ、サケなどの魚

・天然ものの魚

◆避けたほうがよい魚

・大型魚（マグロなど）

・高濃度の水銀やその他の毒素を有する魚

・マグロ、メカジキ、サメなど、口が広く寿命の長い種類の魚

・養殖魚（エサに使われている添加物、抗生物質が問題）

ほとんどの現代人は多かれ少なかれ、水銀がたまっていると捉《とら》えておくべきでしょう。ちなみに水銀のデトックス対策には、スーパーフードとして最近注目されている**ブラジルナッツ**※32が有効とされています。1日1粒、続けてとることをおすすめします（とりすぎには注意してください）。

□魚のとりすぎは、水銀のとりすぎにつながる。

□魚を食べるなら、ジャコやイワシ、サバ、サケ、ニシンなどがおすすめ。

□ほとんどの現代人は、水銀がたまっていると考えておいたほうがよい。

※32：別名「ブラジリアンナッツ」「パラナッツ」。アマゾンの熱帯雨林に生育する南米の高木の種子。脂質やタンパク質、炭水化物のほか、強力な抗酸化物質である「セレン」というミネラルを豊富に含む。水銀などの重金属の毒性を消す効果が注目されている。ただし過剰摂取は望ましくないので、1日の摂取量は1粒で十分。

method
12

お酒は２杯までがＢＩＯワインおすすめ

POINT

お酒は酒類と量を考え、うまく付き合いましょう。一番いいのは、なんといっても赤ワイン。上質な「ＢＩＯワイン」を少量楽しめれば最高です。

どうせ飲むなら、抗酸化作用が期待できる赤ワインを

アルコールの多飲は、アルツハイマー病の発症要因となります。

また、以前アルコール依存症になったり、お酒を飲みすぎたりした時期があるという人は、すでに認知症の発症リスクを抱えているということになります。そんな〝時限爆弾〟のような過去があったことをきちんと意識して、もう飲みすぎないよう心してください。そして、埋め合わせではありませんが「他の生活習慣を、ひとつでも多く積極的に改善していこう」という姿勢が重要です。

アルコールでも、特にウォッカやビールなどには、原料にグルテンが含まれています。これらのお酒を多飲していたということは、「グルテンを多くとっていた」ということ。つまり、「過去に胃腸に大きなダメージを与えていた」ことになります。

胃腸に負荷がかかると、リーキーガット（腸漏れ症候群）が引き起こされ、体に炎症反応が起こるため、アルツハイマー病を知らず知らずのうちに招くことになります。

とはいえ、全員が今すぐに断酒せよ、ということではありません。

アルコール耐性のある人なら、仕事のあとなどにお酒を少し楽しむ程度であれば、適量のお酒はむしろリラックス効果をもたらし、健康増進に一役買ってくれます。

おすすめのお酒は、ワインです。焼酎やウイスキーなどの蒸留酒と違い、醸造酒ならではの成分が数多く含まれています。健康効果が特に期待できるのは赤ワインですが、白ワインやスパークリングワインでもかまいません。

赤ワインの健康効果についても、お話ししておきましょう。赤ワインの原料となるブドウは、アントシアニンやレスベラトールといった抗酸化成分に富んでいます。ブドウの皮や種ごと仕込むため、大量の抗酸化成分が含まれるのです。特に優れているのは**「カベルネ・ソーヴィニヨン」**。濃い紫色が特徴です。量の目安は、1日にグラス2杯まで。ワインには、糖のようにインスリンに影響するという問題もあるので、その量には注意が必要です。理想を言えば**ビオ（BIO）ワイン**※33がおすすめです。

□過去によくお酒を飲んだことも、アルツハイマー発症の一因となる。
□ウォッカやビールの飲みすぎは、リーキーガットを招くことがある。
□飲むなら、ワインを1日2杯まで。

※33：オーガニックワインを越えるワインのこと。オーガニックワインの中でも、最大限に自然のままの製法でつくられた自然派ワインのことを指す。ビオワインは、通常のワインに含まれる成分「亜硫酸塩」や「アミン」という成分が少ないため、悪酔いしにくいと言われる。

method 13

【積極的にとりたい食材・栄養】

毒素を排出してくれる食材を意識して摂取する

POINT

体に溜まった毒素の排出を促してくれる心強い食材があります。食卓に、うまく取り入れていきましょう。

食材選びで、デトックス（解毒）効果に差が出る！

デトックス効果の高い食材をとると、それらがいくつかのメカニズムを利用して、私たちの体内の毒素※34を隔離し、尿や汗、便などから排出してくれることがわかっています。次に挙げる食材を、意識的に摂取するようにしてみてください。

・ニンニク
・生姜
・海藻
・コリアンダー
・アーティチョーク
・ビーツ
・オリーブオイル
・レモン

※34：排気ガス、農産物の残留農薬、海産物に蓄積した重金属、空気中に漂うカビなど。毒素の発生源にはさまざまなことが想定できる。

・グレープフルーツ
・アボカド
・アブラナ科の野菜
（カブ、大根、キャベツ類、ブロッコリー、カリフラワー、ケール、チンゲンサイ、ルッコラ、クレソン、わさびなど）


右のなかでも、**アブラナ科の野菜**は特徴的です。

もちろん、これらのデトックス食材を豊富にとっているからといって、他の面で毒素を大量にとり込んでいては、プラスマイナスゼロになってしまいます。

デトックス食材をとっていることをけっして「免罪符」にはせず、「毒素を遠ざけるさまざまな生活習慣」も同時に実践してみてください。

□食材の中には、デトックス効果が高いものもある。
□アブラナ科の野菜や、ニンニク、生姜、アボカドなどが特によい。
□デトックス食材をとると同時に、暮らしの中の毒素も遠ざけていく。

method

14

和食に豊富な発酵食をもっと楽しむ

POINT

アルツハイマー病対策として、腸内環境を見直すことは重要です。発酵食品ならおいしく楽しみながら健康効果を望めます。

味噌汁からキムチ、塩辛まで、身近な食品で腸内改善

２０１３年に「和食」がユネスコ無形文化遺産に登録されて以来、「発酵食品」が見直され一部でブームとなっています。独自の発酵食メニューを開発し、扱うお店も増えています。

日本発祥の発酵食といえば、**しょう油や味噌、塩麹《しおこうじ》、酢などといった調味料から、納豆、甘酒、ぬか漬け、酢漬け**など、さまざまな食品が思い浮かびます。

ほかに日本以外に目を向けると、**ヨーグルト、キムチ、ザワークラウト、コンブチャ**など。

これらの発酵食品をうまくとり入れ、腸内環境を改善していきましょう。

腸の中、つまり「腸内環境」を改善していくことは、アルツハイマー病を遠ざけることにつながるからです※35。

たとえばお酒のつまみとして人気の「塩辛」だって立派な発酵食品です。手軽においしくとれることでしょう。また「毎日のように、味噌汁を飲んでいる」という人は、

※35: 脳と腸には深い関係があることがわかっている。またアルツハイマー病の発症に腸が関連していることも、明らかになっている。

ぜひその習慣を続けてほしいと思います。

発酵食品が体によい秘密は、「酵母」や「菌」にあります。食材のタンパク質が、酵母や菌に分解されるため、うまみ成分がたっぷりと含まれることになるのです。日持ちのよさから、もともとは保存食として重用されてきましたが、近年はその健康効果に注目が集まっています。

なお、ヨーグルトは糖分も含むため、とりすぎには気をつけてください。また、キムチや塩辛は塩分が高めなので注意が必要です。

□「腸内環境」を改善していくことは、アルツハイマー病を遠ざけることにつながる。
□発酵食品が体によいのは、「酵母」や「菌」が含まれているから。
□ヨーグルト、キムチ、塩辛はとりすぎに注意。

method 15

毎日の食事から上手に亜鉛をとる

POINT

カキやレバーに含まれる「亜鉛」とアルツハイマー病には深い関係があることをご存じでしょうか。カキを用いたおいしいレシピもご紹介します。

カキを100g食べれば必要量がとれる

アルツハイマー病対策に、特に大きな力を発揮してくれる栄養素が**亜鉛**※36ですが、リコード法提唱者、ブレデセン博士は「世界の人口の4分の1が亜鉛不足である」として警鐘《けいしょう》を鳴らしています。

亜鉛の大きな働きとして**「味覚を正常に保つ作用」**があります。亜鉛が不足すると、味覚を感じにくくなってしまうのです。

味覚が鈍くなると、食が細くなって栄養不足になったり、噛むことが減ったり、アルツハイマー病のみならず老化が加速してしまいます。食べる楽しみを維持し続けるために、特に人生の後半戦から亜鉛は欠かせない存在なのです。

さらに言うと、**亜鉛は体内に存在する鉛や水銀などの重金属の毒性を弱めてもくれます。**亜鉛の含有量が突出している食材は、**カキ**。次いで**牛の赤身、レバーや豚の赤身**などです。日本人の亜鉛必要量は1日7~10mg。生ガキには100gあたり約13mg

※36：タンパク質の合成や骨の発育などに欠かすことのできない、必須ミネラルのひとつ。カキやレバー、牛肉、うなぎ、大豆製品などに豊富に含まれている栄養素で、体内でさまざまな働きをする。抗酸化作用に富み、免疫機能や生殖機能などを促したり、皮膚の健康や育毛にも関わる。

含まれているので理論上は毎日１００ｇカキを食べると、必要量がとれる計算になります。

簡単なレシピをご紹介しますので、食べる機会を増やしてみてください。

◆「カキとレモン」……亜鉛の吸収がアップする食材の組み合わせ。

◆「カキとニンニクの味噌炒め」……亜鉛の働きを、ニンニクが助けてくれる。

◆「カキのアオサ磯辺揚げ」……亜鉛と銅が含まれるカキと、マンガンが豊富なアオサ。一緒にとることで、免疫力のアップや、生活習慣病の予防効果が期待できる。

◆「カキ飯」……亜鉛を米が吸収してくれる。

付け加えておくと、食品添加物は亜鉛の吸収を妨げます。このような事情も、加工食品の摂取をおすすめできない（37ページ）理由のひとつです。

□亜鉛は体内にたまった重金属の毒性を弱め、アルツハイマー病のリスクを下げる。
□１００ｇのカキで、亜鉛の１日の必要量がとれる。
□食品添加物は亜鉛の吸収を妨げる。

method 16

油はオリーブオイルとココナッツオイルを使う

POINT

アルツハイマー病を遠ざけるには、悪い油と、よい油を知ることから始めましょう。油を味方につけることができれば、心強いものです。

台所にある普段使いの油が、明暗を分ける

「ダイエットのため」という理由で、脂質をとりたがらない人がいますが、それは誤解です。油を制限すると、確かに体重は減りますが、脂質も大事な栄養素のひとつ。極端な制限は細胞の老化を促し、体内も見た目も老けさせます。

良質の油を適量とることで、体を健やかに保ち、アルツハイマー病を遠ざけることができます。「油を節約すると、薬代が上がる」といってもよいほどです。

もちろん、体に悪い油はあります。

まず体に悪い油についてお話ししておきましょう。

油は**「オメガ3系脂肪酸」「オメガ6系脂肪酸**※37**」「オメガ9系脂肪酸」**の3つに分かれます。避けたいのは、「オメガ6系脂肪酸」の油。ひとことで言うと、スーパーで売られている植物油（大豆油やコーン油など）です。

これらは水素系の薬品を添加してつくられた油なのですが、オメガ6の脂質が体内

※37：大豆油やコーン油など、安価で市販されている植物油。水素系の薬品を添加してつくられた油で、スナック菓子や菓子パンや加工食品に使用されている。

で分解されると炎症を起こす「アラキドン酸」という物質になってしまいます。

多くのスナック菓子や菓子パン、加工食品にも、ことごとく「オメガ6系脂肪酸」が使われており、その過剰摂取が健康を害すると指摘されています。


では、いったいどの油をとればよいのでしょうか。

油の分類は一旦おいておきましょう。

入手しやすく使いやすい油の種類でいうと**「オリーブオイル」**、そして**「ココナッツオイル」**です（いずれも、化学的処理を一切おこなわない「エキストラバージン」のタイプがおすすめ）。

このふたつの油は、台所の調理用油にしたり、ジュースなどのドリンクに加えて楽しむこともできます。

ここでは、その効能について詳しく見ておきましょう。


オリーブオイルには、脳の炎症を強く抑える辛味成分「オレオカンタール」が含まれています。野菜ジュースに少量加えたり、しょうゆと混ぜて刺身やおひたしに使ってもおいしく楽しめます。

オリーブオイルは、酸化に強いことで有名です。なぜかというと、原料となるオリーブの実が太陽の光をさんさんと浴びて育ったから。オリーブには紫外線などによる酸化を抑える成分（抗酸化成分）が豊富に含まれています。

イタリア料理のイメージが強いかもしれませんが、和食とも好相性。

なぜなら、オリーブオイルを多用する地中海料理は、野菜や魚介類が多く、和食と似ているからです。魚介の焼き物、炒め物、野菜のおかずなどに幅広く取り入れてみてください。しょうゆとの相性も抜群です。

ココナッツオイルは、近年大ブームとなった油のひとつ。

「ココナッツオイル＋糖質制限食で、アルツハイマー病は防げる」という話を見聞きされたことがある人も多いことでしょう。実際、アメリカの医師がアルツハイマー病の男性にココナッツオイルをよくとってもらったところ、進行をほぼ抑えることができたそうです。

ココナッツオイルとは、その名の通りココヤシの果肉をしぼって採れる油のこと。すぐにエネルギーとして消費され、太りにくいという特徴があります。ココナッツオイルの主成分である**中鎖飽和脂肪酸**※38には、「中性脂肪になりにくい」という性質があります。体内で速やかにケトン体（55ページ）に分解され、脳のエネルギー源となってくれます。このエネルギーを効率よく使うには、糖質制限食と組み合わせたうえで、朝食に大さじ2杯のココナッツオイルをとりましょう（ただし糖質制限をせず、ココナッツオイルを大量にとり続けても、大きな効果は期待できないのでご注意ください）。

□積極的にとるべき油はオリーブオイルとココナッツオイル。
□控えるべき油は、大豆油やコーン油など、オメガ6系脂肪酸の「植物油」。
□糖質制限をしたうえで、ココナッツオイルを適正にとれば、アルツハイマー病を撃退できる。

※38: おすすめできる油。体内で固まる油「飽和脂肪酸」のひとつ。飽和脂肪酸は、その構造から「長鎖」「中鎖」「短鎖」の3つに分類される。「中鎖飽和脂肪酸」は牛乳や母乳、ココナッツオイル、パームオイルなどに含まれ、飽和脂肪酸の中でも“善玉”の油（よい油）とされる。

method

17

デザートは素材を吟味して選ぶ

POINT

高カカオのチョコ、ココナッツミルク、低GIの果物、生クルミ、アーモンド、ステビア……。体にやさしい甘味は、意外と多くあるものです。

市販のスイーツの害を知れば、手づくりしたくなる？

市販のスイーツの中でも、特に気をつけてほしいのは「**トランス脂肪酸**」（46ページ）です。トランス脂肪酸とは、フワフワのケーキ、サクサクのクッキーにも使われている油脂で、マーガリンの原料でもあります。

肥満のみならず、動脈硬化や心臓病のリスクも高めることがわかっています。スイーツ好きの方なら、知らず知らずのうちにとってしまいがちな油脂のひとつです。

では、甘いものを食べたくなったら、いったい何を選べばよいのでしょうか。

◆フルーツジュースを飲むなら……果物を食べる。ただしGI値（75ページ）の高いトロピカルフルーツ（マンゴーやパイナップルなど）は避けるべき。ベリーなどGI値の低い食材を選ぶ。たとえば色とりどりの野生のベリー類、レモン、ライム、トマト、アボカドなどがよい（トマトもアボカドも、厳密にいうと果物）。

※39: カカオ86%のチョコを苦いと感じるようなら、70%のものから始めてもよい。ただし食べすぎには注意。

◆アイスを食べるなら……「ココナッツミルクアイス」を選ぶ。ココナッツミルクはGI値も低い。

◆チョコを楽しむなら……カカオ70～86％以上※39のオーガニックなチョコを選ぶ。

ほかに身近な食品で言うと、りんごやみかんなど甘味の少ない果物も、食べすぎない範囲であれば大丈夫です。

なお、スイーツを手づくりする際には、果物のほかナッツや**クルミ**※40などを使用することをおすすめします。

□毎日スイーツを食べている人は血糖値の乱高下から糖尿病やアルツハイマー病を招く。
□市販のスイーツに含まれる主な隠れリスクに、トランス脂肪酸がある。
□よい素材でスイーツを手づくりしたり、ナッツや果物を選んでとるのがよい。

※40：ビタミンEやB₁、鉄、食物繊維、「オメガ3系脂肪酸」（71ページ）の脂質が豊富でストレス解消効果もあるミラクルフード（奇跡の食べ物）。ただし脂質が酸化しやすいので、生のものを選びたい。

method 18

【生活習慣】

歯磨きは食事の20分後。ひと手間かけて入念に

POINT

40代以降は、念入りに歯を磨くだけでは不十分。まず、口の中は「細菌の巣」と認識してください。口から脳へ、有害な細菌が入り込むのを防ぎましょう。

ただ磨くだけでは、アルツハイマー病を防げない！

私たち人間（成人）の口内にすみつく菌の総数は、約100億個と言われています。大量の細菌が、常に毒素をつくり出しています※41。

ですからデンタルケアを怠ったとき、「虫歯や歯周病が引き起こされる」というレベルにとどまらず、さまざまな重篤《じゅうとく》な病気が発症することになります。

アルツハイマー病との関連で言うと、「全身性の炎症」が促され、有害なバクテリアを脳に寄せ付けないようにしている**バリア**※42（血液脳関門、59ページ）が破壊されてしまうことが心配です。脳に有害な物質がどんどん入り込み、アルツハイマー病はじめ、さまざまな病気を招くことになってしまいます。実際、口腔細菌がアルツハイマー病患者の脳内で発見されています。

では、どのようなケアをすれば、血液脳関門が破壊されずに済むのでしょうか。

◆歯を磨くのは食事を終えて20分たってから

※41：もちろん普段は体内の免疫力で、それらを撃退することはできる。けれども体調を崩して免疫が弱っていると、病気にかかってしまうことも珍しくない。また、人の免疫力には限度がある。免疫に余計な負担をかけないという意味でも、口腔内のケアはとても重要である。

食べたらすぐに歯を磨くという習慣は、実は歯によくありません。食事直後の口の中は酸性に傾いているため、歯の表面がやわらかく、傷つきやすくなっているのです。硬さが戻るのは、約20分後。歯磨きは食後20分たってからおこないましょう。

◆歯磨き粉は使わない

歯磨き粉にはたいてい「フッ化物」（フッ素）という成分が含まれ、歯石、虫歯、歯のもろさの原因になるという指摘があります。歯磨きは、歯ブラシだけでも十分。重曹、グリセリン、ハーブなどを混ぜて、歯磨き粉を手づくりしてもよいでしょう。

◆ココナッツオイルで5分間オイルプリング（オイルでのうがい）をする

歯磨きだけで退治できない歯周病菌は、**ココナッツオイルのうがい**※43で撃退しましょう。まずは歯科に行き、すでにこびりついている歯石を除去してください。すべてきれいにした後で、新たな歯石の付着を防ぐオイルプリングをおこないます。

オイルプリングのやり方は簡単。ココナッツオイル小さじ2杯分を口に入れ、口中にくまなくい行き渡らせ、そのまま5分キープするだけ。ポイントは絶対に飲み込ま

※42：人間の体には、各所にバリアがあり、有害物質が入り込むのを阻止している。脳の場合は「血液脳関門」（BBB）という関所のような機構があり、脳に直接有害なものが流れ込むのを防いでくれている。

ないこと。細菌や毒素がいっぱいなので、途中で苦しくなったら吐き出し、新たなオイルを口に含みましょう。時間になったら吐き出して、水で口をすすぎます。1日1回、起床後か空腹時におこなうのが理想的です。続けるうちに歯が白くピカピカになるだけでなく、不快な口臭にも悩まされなくなります。

◆歯磨きに加え、フロスでの歯間清掃も習慣化する

歯ブラシが届くのは歯の表面の60％程度。歯磨きは大切ですが、過信は禁物です。デンタルフロスなども使って歯間清掃もおこなうべきでしょう。

◆歯そのものの健康に加え、歯茎の健康状態にも気をつける

歯肉炎の既往歴は、アルツハイマー病の発症リスクのひとつ。歯肉炎にならないことを目指しましょう。

◆詰め物や抜歯は最後の手段

虫歯の詰め物に使うアマルガムは、水銀を含み、神経障害や免疫系の病気をまねく

※43：虫歯の原因のバクテリアを減少させ、歯を白くし、口腔細菌叢を改善してくれる。そのうえ、小顔効果も期待できる。脳の老化防止にも役立つ。やり方は簡単で食用ココナッツオイルを使って、口の中をていねいにすすぐだけ。奥に隠れた細菌、毒素を引っ張り出す効果もあり、全身病予防にもなる。

という指摘があります。もし選べるようなら、アマルガムよりもセラミック（陶器）を選んでください。昔治療したアマルガムも、セラミックに変えていければ、なお理想的です。また、抜歯した箇所には細菌がたまりやすく、脳につながる神経が絶たれることもあります。詰め物や抜歯は最後の手段と考えるべきでしょう。

◆入れ歯のケアも重要

自前の歯を残すことは大切ですが、総入れ歯でも100歳まで元気で生きた人は大勢います。大切なことは、きちんと手入れをしてよく噛める状態を保つこと。噛みにくさを感じるときは、早めに歯科を受診するようにしましょう。

□お口のケアを怠ると、全身性の炎症が促され、脳のバリアが破壊される。
□アルツハイマー病の患者の脳内で、口腔細菌が発見されている。
□オイルプリング、フロスなど、歯磨き以外にひと手間かける。

method 19

自宅も車内も職場も、カビは徹底的に除去する

POINT

意外に思えるかもしれませんが、カビもアルツハイマー病の要因です。まずは、こまめな掃除を心がけていきましょう。

カビは「不潔」である以上に、危険な存在である

「カビとアルツハイマー病の発症には、大きな関係がある」

そう言うと、たいていの方は驚かれるのではないでしょうか。

脳に通じる人体の経路のひとつに**「鼻腔《びくう》」**があります。鼻腔とは、鼻の穴からその奥へと続く空洞のことです。鼻腔から、体に悪いものを取り込んだとき、それが脳を直撃する可能性は高くなります。だから、カビのように「空気中に漂っているような悪いもの」は、吸い込まないに越したことはないのです。

もちろん、ひとくちにカビといってもその種類は多いもの。その数はなんと「3万種類を下らない」という説さえあります。「いったいどのカビが危険なのか」、一つひとつ突き止めていくことは現実的ではないでしょう。ただ、住居や車などで繁殖する**「クロカビ」**は、有害である可能性が非常に高いと思われます。クロカビは、比較的目につきやすいものですから、できるだけ除去したうえで、防カビの対策を立てましょう。次のような対策を日常的におこなってください。

◆こまめに掃除をして高湿度環境が続かないようにする
◆通気を確保する
◆濡れたところがあればこまめに拭き取って乾燥させたりする

「あるアルツハイマー病患者の自宅には、クロカビが目につくところに生えていた」

こんな報告もされています。

そもそもカビについては、アルツハイマー病以外にも喘息《ぜんそく》やアレルギー、発がんなどの健康被害が取沙汰されています。除去するに越したことはありません。

外部環境を整えたら、「体」という内部環境も整えていきましょう。たとえば、成人の**副鼻腔炎（ちくのう症）**※44は、根本的に治すことをおすすめします。

□カビのように「空気中に漂っているような悪いもの」は、吸い込まない。
□こまめに掃除、通気をして高湿度環境が続かないようにする。
□副鼻腔炎（ちくのう症）は、根本的に治す。

※44: 副鼻腔炎というトラブルを抱えている限り、鼻から脳へと有害物質が到達しやすくなると考えられる。副鼻腔炎を治療すれば、「鼻腔フローラ」という鼻内部の細菌叢の状態も正常になり、有害物質の侵入リスクを下げることができる。

method 20

ストレスの低減を心がけ、上手につきあう

POINT

ストレスゼロを目指す必要はありません（そもそも無理です）が、ゆったり過ごす瞬間を増やしていくことは大事です。「ドキドキ」「イライラ」「クヨクヨ」は手放しましょう。

ストレス過多になると、脳が守られにくくなる

ストレスは**コルチゾール**※45という ホルモンの数値を上昇させます。コルチゾールは数値が高いと、海馬のニューロンにダメージを与えます。

またストレスは認知力の低下を招いたり、**アルツハイマー病のリスク要因**※46も増やしたりします。さらに言うと、ストレスは**アルツハイマー病から脳を保護する要素**※47を攻撃することすらあります。だから、ストレスは低いレベルがよいのです。

ではいったいどうすれば、ストレスを低減できるのでしょうか。

最善の方法は人それぞれ違いますが、多くの患者さんにとって、ヨガや瞑想《めいそう》は、強力なストレス解消法と言えます。コルチゾールを低下させ、海馬の萎縮を防ぎ、大脳皮質の厚みを増やす働きを促してくれることでしょう。

横隔膜から深く、ゆっくりと数回呼吸することも有効です。胸ではなくお腹で息をする**腹式呼吸**（137ページ）がおすすめです。

※45：「ストレスホルモン」とも言われる。コルチゾールの数値が高いと、ストレスが高いということになる。またその状態は海馬のニューロンにダメージを与える。
※46：血糖値の上昇、体脂肪過多、肥満、炭水化物が欲しくてたまらない状態、リーキーガット、その結果としての炎症、神経への過剰な刺激、心血管疾患のリスクなど。

もちろん、「ストレス解消・発散によい」と巷《ちまた》でよく推奨されている事柄※48も有効です。近年、私がおすすめしているもののひとつに**「けん玉」**がありますが、これはひとりでも大勢でも楽しめる、素晴らしい趣味です。

また、「のんびり動く人はストレスに強い」という説もあります。焦《あせ》ってイライラするときは、一度立ち止まってみてください。ゆっくり動き、ゆっくり話すと、心身をリラックスさせる「副交感神経」のスイッチが入ります。

そもそも私たち現代人は、「交感神経」が優位な時間が多くなりすぎています。たとえば、会社の帰り道などで、せっかく仕事が終わったというのに興奮しながら猛スピードで運転したり、満員電車で他の乗客にイライラして血圧を上昇させたりしていては、交感神経がたかぶったままです。このような生活を続けていると、血液脳関門（59ページ）は穴だらけになり、アルツハイマー病へとまっしぐらです。

□ストレスは、認知力の低下を招く。
□没頭できる趣味や楽しみをもつ。
□副交感神経が優位と思われる瞬間を、増やすようにする。

※47: ニューロンが新しくつくられること。記憶形成に関連する樹状突起棘が成長したり、維持されることなど。
※48: 旅行、スポーツ、映画・音楽鑑賞、読書、自分史作成、俳句・短歌作りなど、本人が楽しく集中できることなら何でもよい。

method 21

就寝1時間前からパソコン、スマホは電源オフ

POINT

「理由はわからないけれども、寝付きが悪い」そんな方は、デジタル機器との付き合い方に問題アリかもしれません。就寝前の1時間の過ごし方を、見直してみませんか。

寝る寸前のメールチェックは、不眠のもと

「なかなか寝付けない」「眠りが浅い」「たくさん寝ても疲れがとれない」……。

これらの不眠の原因のひとつとして、パソコン端末の液晶画面から発するブルーライトが考えられます。

ブルーライトは、脳に「明るい！」「朝である」という信号を送り、脳を覚醒《かくせい》させる働きがあります。そのため、日中にブルーライトを見ると、目が覚めて仕事がはかどりやすくなるのですが、その反面、夜間にブルーライトを見ると、脳は「まだ朝？」と勘違いをしてしまいます。つまり、眠りに導いてくれる「メラトニン」というホルモンの分泌を減らして、睡眠の質を劣化させてしまうのです。

メラトニンは免疫力を高めて、あらゆる病気を遠ざけてくれます。そのうえ老化を促す活性酸素を取り除いてくれる働きもあります。そのメラトニンが、ブルーライトの影響で減ってしまうのですから、一大事です。

具体的なブルーライト対策として、就寝1時間前から、メールチェックを含め、パソコンと向き合うことはやめましょう。

ブルーライトをカットしてくれる液晶画面用のフィルター（スマートフォンの場合はシール）、またはメガネを活用することもおすすめです。

またパソコンから出ている**電磁波**※49も、気になるところです。家電製品から発生するレベルの電磁波が健康に及ぼす悪影響については、今のところ立証されていませんが、あまり長時間、電磁波にさらされ続けると、体内で活性酸素が増えるという指摘もあります。せめて自宅で寝るときくらいは、パソコンの電源を落とす、電磁波をカットする布をかける、スマートフォンは電源を切るか、別の部屋に置くなどを習慣化しましょう。心身の不調が改善したり、睡眠の質を高められたりするかもしれません。

□就寝1時間前から、メールチェックはやめる。
□ブルーライトをカットするグッズを利用する。
□寝るときはパソコンやスマホの電源はオフにする、もしくは布で覆うか遠ざける。

※49：電磁波の悪影響としてもっとも知られているのは「電磁波過敏症」（正式な病名ではない）である。体に異常がないのに頭痛やめまい、吐き気、ときに湿疹などが現れる状態を言う。その発症のメカニズムなど、詳しいことは解明されていない。だが電磁波を浴びすぎることで、症状を訴える人は国内外に多くいる。

method
22

化粧品、ヘアスプレー、制汗剤などの使用を控える

POINT

化粧品も整髪料も、制汗剤も、食品と考え方は同じ。よくわからないカタカナの原料名が表示されていたら、「使いすぎない」という姿勢が重要です。

アルツハイマー予防のためには「使いすぎない」

化粧品全般、ヘアスプレー、制汗剤など「身だしなみ」にまつわる製品についても、使いすぎには注意してください。これらに含まれる化学物質は、直接的にも間接的にも、アルツハイマー病の一因になりえるからです。「休みの日は使わない」「より体にやさしい製品に替える」など、使用量を減らすことを目指しませんか。

◆化粧品のリスク

ほとんどの化粧品には、ケミカル成分（化学的な成分）が含まれています※50。これらの成分は、同時に肌へのダメージとなっています。中でも注意をして選んでほしいのが、「日焼け止め剤」です。水酸化アルミニウムなどが含まれているものは、避けることをおすすめします。またマニキュアやジェルネイルなどの爪に塗る薬剤の影響も、気になります。ココナッツオイルを塗るという方法を推奨します。

◆ヘアスプレーのリスク

※50：微量でも、肌から吸収された石油系の添加物は、毒素となり体にたまっていく。
※51：頭皮から吸収された整髪料に含まれる毒素は、やがて脳や体内へと取り込まれていく。

ヘアスプレーとは、整髪成分やオイル成分をアルコールに溶かした「原液」を、噴射剤と一緒にエアゾール容器に充塡《じゅうてん》したものです。整髪成分としては「アクリル樹脂アルカノールアミン液」などがあります。噴射剤としては「液化石油ガス」などが使用されています。ですからヘアスプレーの使用は控えるに越したことはありません。

髪だけでなく、頭皮への悪影響まで懸念される※51からです。

◆制汗剤のリスク

制汗剤の場合、体への悪影響は二重になります。そこに含まれる化学物質がよくないという点がひとつ。また、「汗をかかない」(かきにくい)という状況をつくりだしている点がひとつです。「汗をあえてかかなくする」という状況ほど、体にとって悪いことはありません※52。入浴や運動で、むしろもっと汗をかいていきましょう(汗対策としては、市販の紙製の「汗ワキパッド」など、ほかにも方法はあります)。

- □化学成分が多く含まれる化粧品、ヘアスプレー、制汗剤は、なるべく使わない。
- □ヘアスプレーは、毛髪だけでなく頭皮への悪影響も考えられる。
- □制汗剤を使うどころか、むしろもっと汗をかいたほうがよい。

※52:「人目が気になるから」「汗をかくのが不快だから」といって、制汗剤に頼って汗をかかないでいると、結果として毒素が排出されなくなり、体にたまり放題になってしまう。体内にたまった毒素も、アルツハイマー病の原因となる。

method

23

殺虫剤や虫よけスプレーは吸い込まないよう注意する

POINT

有害なものは、鼻腔から脳を直撃したり、口から腸へと伝わってダメージを与えたりすることがあり、体の内部に悪影響を与えてしまいます。

生物を駆除する力があるものには、おしなべて注意する

「殺虫剤」「除草剤」「農薬」などに含まれる成分は、人間にとっても有害です。これらを誤って吸い込んだり、飲み込んだり、皮膚から吸収したりすると、中毒を引き起こす可能性があります。中毒になると、流涙《りゅうるい》、せき、呼吸困難などの症状が引き起こされたり、重篤な状態に陥ったりすることさえあります。殺虫剤・除草剤・農薬などの中には無臭のものも多く、さらされても気付かないことがあります。

これらを扱う機会がある方は、十分注意をしてください。

「農薬？　私は都会に住んでいるからまったく関係ない」

そう言う方もいるかもしれません。でも、ベランダガーデニングや家庭菜園などで家族が殺虫剤を使うこともあるのではないでしょうか。

また、市販の虫よけ薬には、農薬で使われる成分「ディート」が含まれています。お子さんが外遊びをするとき「蚊にかまれないように」と、スプレータイプの虫よけ

薬を噴射していることがあるでしょう。それを「吸い込まないこと」が大事です。なぜなら、そのような成分とアルツハイマー病の発症との関係が疑われるからです。

鼻腔（鼻の穴からその奥に続く空洞）から、有害物質を吸い込むと、脳を直撃する可能性は高くなります。また、口から有害物質を吸い込むと、食道を通って腸を直撃するかもしれません。有害物質が腸内膜にたまると、腸そのものに穴が開いたり、さまざまな不調に見舞われたりします（58ページ）。

有害と思われる物質は、口からも、鼻からも吸い込まないよう注意してください。脳も腸も、体のうんと内部にあり「守られている」というイメージがあるかもしれませんが、けれども意外と毒物が伝わっていきやすいのです。

□除草剤や農薬の取り扱いには、気を付ける。
□家庭用の園芸薬剤、虫よけスプレーなどを、誤って吸い込まないこと。
□有害な物質が鼻腔や口から入り込み、脳へと伝わる可能性を知っておく。

method 24

12時前に床に就き、目覚ましなしで起床する

POINT

睡眠中に全身が修復されるようになっています。その結果、アルツハイマー病も遠のくことになります。寝付きが悪い人は、対策を立ててみてください。

工夫次第で、睡眠の質はもっと高められる

睡眠は、認知機能の低下と深く関係していることがわかっています。ですから、アルツハイマー病を遠ざけるために、質のよい睡眠をとることは不可欠です。「7～8時間眠り、目覚まし時計なしで起床」という理想の睡眠モデルを目指しましょう（「そんなに長い時間、睡眠にあてられない」という方は、睡眠の質を少しでも高めることをゴールとしてください）。

睡眠不足は、肥満や糖尿病、心血管疾患のリスクなど「アルツハイマー病のすべての危険因子」をも増加させます。睡眠は、直接的にも間接的にも、アルツハイマー病の発症に関わっていると言えます※53。

では「不眠を遠ざけ、睡眠の質を高める方法」について、見ていきましょう。

◆夜中の12時前に寝る

「就寝時間が遅かったから」といって、次の朝遅くまで寝ていられる保証はありませ

※53：睡眠中に全身で多くの修復がおこなわれる。新しい脳細胞がつくり出されたり、「成長ホルモン」などの大事なホルモンが分泌されたりもする。睡眠が、脳の細胞構造をよい方向に変化させたりもするので、良質の眠りはアルツハイマー病防止に必須。

ん。たいてい騒音（電話、車の往来など）や光などの邪魔が入って起こされてしまうので、前倒しで少しでも早く眠ることが、睡眠時間の確保につながります。

◆疲れた日は、おやつにクルミを食べておく

ストレスで眠りが浅いと感じたら、おやつにクルミを食べる※54のがおすすめ。

◆夕食は軽くでいい

コーヒーなどの刺激物は午後早いうちから控えましょう。カフェインの作用で寝付きにくくなることがあります。夕食は軽めに済ませられれば理想的。寝る前には、水分補給を。ただ夜中にトイレに行かなくてもいいように、就寝間際に大量の水は飲まないようにします。

◆環境を整える

可能な限り、部屋を暗くすること（脳が睡眠時に発生するメラトニンを、光が減少させてしまうため）。睡眠用のアイマスクを使うのもよいでしょう。もちろん、照明や電子機器をつけっ放しにしたまま寝ない、静かで暗い環境にする、テレビも寝室には置かないのがベターです。

◆眠る前から、くつろぐ

※54：クルミを食べると、眠りを誘うホルモン「メラトニン」の分泌量も3倍に増える。幸せホルモン「セロトニン」のもととなるトリプトファンが豊富。ストレスを癒す力もある。

若さを保つ「成長ホルモン」が出始めるのは、就寝後3時間以内。だから気持ちよく入眠することが重要です。パソコンやスマートフォンは、就寝前1時間から使用を控えましょう。また寝る前は、考えごともできるだけ避けたほうがいいでしょう。興奮系ホルモン「アドレナリン」が増えてしまいます。また、熱すぎる風呂もよくないので、就寝の1～2時間前に、ぬるめのお風呂に入るのがおすすめです。リラックスを助け健やかな眠りを促すため、寝具にラベンダーやローズマリーなどのエッセンシャルオイル（精油）を付けるのも効果的です。

◆寝酒よりも緑茶

寝付きの悪い人が寝酒を飲むのは逆効果。眠りが浅くなり、途中で目が覚めてしまいます。寝る前に何か飲むなら、40度前後の湯で淹《い》れた緑茶（玉露）を。「テアニン」というアミノ酸の効果で血行がよくなり、心地よい眠気に誘われるはずです。

◆目覚まし時計は、使わない

目覚まし時計を使わず、決めた時間に起きることを**「自己覚醒」**※55と呼びます。寝起きの悪い人には信じ難いかもしれませんが、本当は誰にでも可能。目覚めたい時刻を強く意識して眠りにつけばうまくいきます。「明日は6時に起きる」とつぶやくだ

※55: 自己覚醒ができるようになると、朝の活動を促す「副腎皮質刺激ホルモン」が起床前から徐々に増える。血流量も増加し、目覚めた瞬間から元気に動ける。目覚まし時計で急に目覚めるよりも、自己覚醒のほうが格段に健康的である。

けでも効果があります。

◆夜中に目が覚めて眠れなかったら、寝床を離れる

目が冴えて眠れないときや寝付けないときなどは、布団から出るのが正解です。無理に眠ろうとするよりも、別の場所で本を読む、静かな音楽を聴くなどをして過ごすほうが、再び眠りにつきやすくなります。

また、いびきを家族に指摘されたことがある人の場合、**睡眠時無呼吸症候群**※56が疑われます。すみやかに耳鼻咽喉科、専門外来などを受診して、治療しましょう。

□睡眠不足は、アルツハイマー病発症の危険因子を増加させる。
□照明や電子機器などに気を配れば、眠りやすい環境に整えられる。
□ひとりでに「自己覚醒」することを目指す。

※56:「Sleep Apnea Syndrome」(SAS)。睡眠中、のどの周囲の筋肉の活動が低下することで喉がふさがり、無呼吸や低呼吸になること。症状が出ていても、自覚がない人も多い。睡眠時無呼吸のリスクが高いのは、いびきがある人、中年以上の男性、太りすぎの人、首が短く太い人、慢性的に疲れている人など。

method 25

【運　動】

車に乗らず、20分以上の「ながら」ウォーキングを週2回

POINT

「マイカーやタクシーに頼ってしまいがち」そんな人は、アルツハイマー病を予防する機会をみすみす逃しているようなものかもしれません。

ウォーキングは、体にも脳にもメリットが大きい

よく言われているように、歩くことは体によいだけではなく、頭にもよい影響を及ぼすことがわかっています。もちろん認知力もアップし、アルツハイマー病を遠ざけることにつながります。歩くメリットがわかるデータを2つ、ご紹介しましょう。

アメリカ・イリノイ大学の研究によると、週3回のウォーキングを1年間続けたグループは、海馬が2％大きくなっていたそうです。海馬とは脳の中の記憶をつかさどる部分で、認知症とも深いつながりがあります。「海馬が縮む」というのはよくありませんが、「海馬が大きくなる」のは非常によいことです。

「少し汗ばむくらいの運動を1回20分以上、週2回以上おこなうと、アルツハイマー病のリスクが3倍も低くなる」という報告もあります。運動といっても難しいものではなく、外を歩くだけで十分です。

歩くとβエンドルフィン（鎮痛効果があり幸福感で満たしてくれる神経伝達物質）が分

※57：中高年以降になると、ジョギングやランニングをするだけで息が上がり、「走るのはしんどい」と感じるようになる。そうなると血圧も血糖値も上がり、体への負荷がかかりすぎる。少し汗ばむ程度に、1回20分以上かけて長く歩くのが理想的。

泌されるため、幸福感や爽快感《そうかい》ももたらされます。ほどよく疲れるので、睡眠の質も高まります。では、いったいどのように歩けばよいのでしょうか。

①ランニング、ジョギングよりも、ウォーキングがいい※57

②歩きながら、認知力を高めるトレーニングをする

アルツハイマー病対策には「ながら」で歩くことがおすすめです。

たとえば、瞑想用の音楽を聴き「ながら」歩いたり、認知力を使うタスクをおこない「ながら」歩いたりすることは、非常に効果的です。

「アルファベットを終わりからさかさまに言う」

「100からマイナス9ずつ（あるいはマイナス8ずつなど）数える」

このような課題※58をこなすことが、認知力を上げるよい訓練となります。

③体幹を意識し、姿勢をよくして歩く※59

④日光に当たりながら歩く

近年、紫外線の害が叫ばれすぎて、徹底的にUVケアをする女性が増えているようです。けれども、日光を浴びることで「ビタミンD」という栄養素が合成されること

※58: 複雑すぎるタスクだと歩けなくなってしまうこともある。「そらで言えるレベル」「暗算でできるレベル」の簡単なタスクを歩きながら、自分に課してみるのがよい。

がわかっています。ビタミンDとは、カルシウムの吸収を促してくれる栄養素です。アルツハイマー病を遠ざけるという観点から言うと、ビタミンDが不足している状態は、望ましくありません。ですから、1日に15分は日に当たることが理想的です。

もちろん、過度の日焼けは避けるべきですが、なるべくUVケアはしないで歩いてください。

⑤「インターバル速歩」にも挑戦する

歩き慣れてきたら、速度に緩急《かんきゅう》をつけてみましょう。「少し息が上がる程度の早歩き」と「散歩程度のゆっくり歩き」を3分ずつ繰り返す「インターバル速歩」がおすすめです。緩急をつけることで、脂肪が効率よく燃焼し、筋力もアップすることがわかっています。またコレステロール値や血圧の改善にもつながります。

- □認知症になると縮む「海馬」だが、歩くことで大きくなる。
- □歩きながら、認知力を高める訓練をすればなおよい。
- □日差しを気持ちよく浴びて、ビタミンDを合成しながら歩く。

※59: 体の中心軸となる「体幹」を意識して、背筋をピンと伸ばして歩く。それだけでも運動量もカロリー消費量も増える。普段から猫背ぎみの人の場合、腕を前方にしか振れていない傾向が見られる。肩甲骨（けんこうこつ）をしっかり動かし、腕を後ろに引いて歩くことを心がける。

method 26

忙しくても、職場でも、座りっぱなしは避ける

POINT

運動の時間を確保できれば理想的ですが時間的に、なかなか難しいもの。それなら、日常のなかで体をしっかり動かしましょう。

日常のなかで、こまめに動く

座りすぎは、アルツハイマー病を引き起こす大きな要因となります。

近年、世界中の多くの研究者や専門家が、座りすぎの弊害について、警告をしてくれています。「座ることが認知力や体（特に心血管系）の健康に致命的」という研究結果は、枚挙にいとまがありません。少しでも「座らないこと」、また「体をできるだけ動かすこと」を目指していきましょう。

運動はアルツハイマー病を遠ざけてくれます※60。

では実際、どのような運動をどれくらいすれば、よいのでしょうか。

「1日あたり45～60分、週に4～5回は運動の時間を確保しましょう」

そのようにリコード法の提唱者、ブレデセン博士は説いています。

これでも、運動の習慣がない人にとってはハードルが非常に高い話に聞こえるかもしれません。

※60：運動は気分をリフレッシュしたり、睡眠の質を上げるだけではない。認知力の健康に欠かせない要素「睡眠」を改善したり、アルツハイマー病において萎縮する海馬を大きくしたりもする。ニューロンやシナプスの健康に不可欠な血管機能の改善効果まで見込める。

現実的には、なるべく階段を使う、自動車ではなく自転車で通勤する、テレビを見ながら体を動かすといった細かな努力を積み重ねていくことがもっとも確実です。

デスクワークに従事する人であれば、トイレに行く際、あえて1階上のフロアまで足を運んだり、コーヒーをドリップしている間に、肩甲骨《けんこうこつ》を意識しながら両腕を回したりする「塵《ちり》も積もれば……」式の**ちりつもエクササイズ**※61も効果があります。

なぜ、こんなにまでして私が運動をすすめるのかというと、とにかく「汗をかいてほしい」というのが大きな理由です。

汗をかくと、体内の毒素が排出（デトックス）されることになります。「汗をかく」ことの大切さについても意識してみてください。

□座りすぎは認知症の低下を招く。
□職場でも、とにかく少しでも体を動かす。
□「発汗もよいデトックスの機会」ととらえる。

※61:「自分はジムに行く時間がないから」とあきらめては、そこですべてが終わってしまう。意識して体を動かす瞬間が、現在「ほぼ0」だとしたら、「100点満点」を目指す必要はない。「ほぼ0」を「10」にするだけでも、わずか「1」に引き上げるだけでも、その先の未来は変わってくる。

method 27

家事は姿勢を正して大きい動作でおこなう

POINT

「ジムに通えないから、運動ができなくて……」そんなフレーズは、もう言い訳には使えません。自宅にいるときこそ、最高の運動タイムです。

家事で運動量アップ、家中キレイになって一石二鳥

「日常の中でなるべく動きなさいと言われても、特に外出する用事もないし……」

そんな人も、ご安心ください。たとえ1日家の中で過ごすとしても、家事をすることが、よい運動になってくれます。

ある実験によると、20分かけて床を磨くだけで、15分の速歩や自転車こぎと同じ効果が得られることがわかっています。草むしりや、小さいお子さんの世話も同じ程度の運動レベルになるそうです。「20分の床磨き」と「15分の速足」が同じ効果が見込めるとは、驚きではないでしょうか。しかも家事をすると、家中が片付くというおまけもついてきます。

「お金を払ってジムに通うよりも、お得」という見方もできます。

また、せっかく「運動目的」で家事をするのであれば、次のふたつのルールを心がけてみてください。健康効果がよりアップします。

①姿勢をよくしてお腹を引っ込めて、家事をする※62

※62：背筋がピンと伸びていたり、姿勢がよかったりする人は、体も脳も年をとりにくくなる。なぜなら脳と体の血流が十分に保たれているから。猫背になると、背筋（背筋の筋肉）が衰えるため、脳の血流が足りなくなる可能性がある。

②動作をできるだけ大きくして、家事をする※63

「家事といっても、うちの場合は自走式の掃除機、全自動洗濯乾燥機、食洗器などの最新家電に任せているから」

そんな人もいらっしゃるかもしれません。その場合は「テレビを見ること」を運動タイムにしてしまいましょう。テレビを視聴するときは、バランスボールの上に座って、ボヨンボヨンと全身でバランスをとるようにしてください。かなりの運動量をかせげるうえに、体の内側の筋肉「インナーマッスル」を鍛えることができます。

天気が悪くて、外に出られない日でも、用事がなくて、家でずっと過ごす日でも、自宅でひとりで気軽に運動を楽しむことは、十分可能なのです。

□姿勢をよくしてお腹を引っ込めて家事をすれば、健康効果がアップする。
□動作をできるだけ大きくして家事をすれば、よい運動になる。
□家でテレビを見るとき、バランスボールの上に座れば、運動量をかせぐことができる。

※63：たとえば床や窓の拭き掃除、皿洗い、風呂場の浴槽洗い、洗濯物干しなど。これらの作業をするとき、手足を大きく動かしたり、腕を遠くまで伸ばしたり、背筋をピンと張ったり、意識的に背伸びをしたりしてみるのがいい。動作を大きくおこなうことで、カロリー消費量もぐんと増える。

method 28

喜びや幸せを感じる時間をできるだけ増やす

POINT

呼吸を整え、自律神経を調節し、心を落ち着かせて自分に向き合うこと……。それもひとつのアルツハイマー病対策になります。

健やかに長生きするためには、今、心を満たすことも大切

アルツハイマー病予防以外の観点から見ても、お伝えしたいことですが、私はすべての人に、「楽しい」「心地よい」「幸せだ」と静かに感じる瞬間を、より多くもっていただければと願っています。そのような時間が回り回って、脳と人生を守ることに確実に結びつくからです。

では、いったいどうすれば喜びや幸せを静かに感じる瞬間が増えるのでしょうか。

一例として、リコード法のＤ・ブレデセン博士は、ヨガや瞑想（１０９ページ）をすすめています。「15分間、ただ自分の心を空っぽにするだけで、はかりしれない価値がある」ということです。

ヨガと瞑想に共通していることは、呼吸法を重視する点です。

「ヨガや瞑想なんて興味がない」という方もいらっしゃるかもしれません。そういう方は、意識的に呼吸を整えてみてください。

推奨したいのは**「腹式呼吸」**※64です。脳の酸欠を防ぎ、アルツハイマー病を防ぐことに一役買ってくれます。

【腹式呼吸のおこない方】

①口からゆっくり息を吐き、「もう吐けない」というところまで吐き切る。
②お腹に手を当て、鼻からゆっくり息を吸う（お腹全体のふくらみを意識する）。
①と②を交互に5分間繰り返すだけで、脳の酸欠はかなりの程度まで防げます。

呼吸を整えることで、自律神経も調整され、心もスッキリするものです。さらに「楽しい」「心地よい」「幸せだ」と気付く瞬間も増やして、アルツハイマー病をうまく遠ざけていきましょう。

□「自分の心を空っぽにする時間」を、積極的に確保する。
□腹式呼吸は、脳の酸欠を防ぎ、アルツハイマー予防に役立ってくれる。
□「楽しい」「心地よい」「幸せだ」と感じる瞬間を、できるだけ増やす。

※64：忙しい時間が続くと、呼吸が浅くなり、脳が酸欠になりがち。1日1回は腹式呼吸をして、脳に酸素を届けるのがよい。脳の酸欠を防ぎ、アルツハイマー病を防ぐことに一役買ってくれる。また腹式呼吸には「幸せホルモン」と呼ばれるセロトニンを増やす効果もある。

method
29

【健康への心がけ】

体の状態は感覚ではなく〝数値〟で把握する

POINT

鏡で見て、太ったかどうかを確認するのも大事ですが、体重や内臓脂肪レベル、ウエスト周囲長などはこまめに測定し、数値で把握することが大切です。

まさか「肥満」がアルツハイマー病の要因だったとは！

アルツハイマー病の原因のひとつに「太りすぎ」があります。

肥満については「見た目」だけではなく、真剣に考えるべきと言えるでしょう。

40代でＢＭＩ※65が25～30の人の場合、アルツハイマー病の発症リスクは、ＢＭＩが20～25の人に比べて１・７倍になるという報告もあります。

今すぐあなたもＢＭＩを計算してみてください。計算式は、**「〔体重（kg）〕÷〔身長（m）の２乗〕」**です（身長はcmではなくmで計算します）。

【例：体重が57kgで身長が１・６mの人の場合】

57÷（1・6×1・6）＝22・265625……

つまり、ＢＭＩは22となります。

ＢＭＩについてはさまざまな解釈の仕方がありますが、「認知力を最適にするためには、ＢＭＩの値は18～25の間がよい」というのが定説になっています。

※65：肥満度の指標のひとつ。「〔体重（kg）〕÷〔身長（m）の2乗〕」で求められる（身長はcmではなくmで計算する）。日本肥満学会の基準では18.5未満が「低体重（やせ）」、18.5以上25未満が「普通体重」、25以上が「肥満」。日本人の場合、BMIが22の体重が標準体重で「最も病気になりにくい状態」とされている。

しかし、ＢＭＩは代謝のものさしとしては、不十分です。さらに内臓脂肪の状態を把握することが必要です。内臓脂肪は体組成計などで判定してみてください。「内臓脂肪レベル判定スコア」が「１〜９」程度が標準です。

もうひとつのよい指標は、ウエスト周囲長（へその周りの腹囲）です。日本の基準は**女性90㎝未満、男性85㎝未満**が目標値。メジャーさえあれば、自分で毎日でも簡単に測れます。

ぜひこれらの方法で自分の体を測ってみてください。

今の自分の状態を、数値で把握することから、肥満予防は始まります。

ここから、どうすれば太りすぎないか。具体的な対策をご提案していきます。

①両親の肥満を言い訳にしない

確かに日本人には肥満遺伝子をもつ人が多いという説があります。とはいえ、太りすぎの原因は遺伝子がすべてではありません。家族みんなが肥満である場合、それは共通の食習慣、共通の行動（体を動かさないなど）のせいでしょう。家族がどうあれ、本人が生活を少しでも変えれば、必ずやせられます。

②あと5％やせることを目標にする

太りすぎ、太り気味を自覚する人は、まず3か月をかけて体重を5％落とすことを目標としてください。たとえば80kgの男性なら、76kgが目標です。理論上は、主食はご飯を1日1膳弱に減らし、今より1000歩以上歩くだけで実現できます。「アルツハイマー病を遠ざけられる」という動機があれば、続けられることでしょう。

③「もうひと口食べたい」と思ったら、5分待ってみる

基礎代謝量は、加齢とともに減っていきます。たとえば40歳女性の基礎代謝量は、なんと10歳の子どもと同じです。それなのに、20代、30代と同じ食生活を続けていれば、太りすぎるのは当然です。「体にとって必要なエネルギー」と「食べたい」と思う量には、大きな差があります。

「もう少し食べたい」と感じたときは、もうすでに満腹で、体にとっては不要なエネルギーになってしまうことがほとんどです。他のことを考えるなり、没頭するなりし

て5分間待ってみてください。そうすれば、脳が満腹のサインを出してくれて、強烈な食欲がおさまるはずです。

脳が満腹のサインを出してくれるのは「いつも遅めである」と認識していてください。

□今の自分が肥満かどうか、数値で把握し、判断する。
□もし肥満であったなら、具体的なダイエット計画を立てる。
□代謝や食欲のメカニズムなど、ダイエットに役立つ知識を身に付ける。

method
30

「逆流性食道炎」「糖尿病」の2大リスクを全力で回避する

POINT

「肥満」という状態は、それだけで終わりません。
その先に、糖尿病、アルツハイマー病など
さまざまな大病のリスクが増えていくのです。

「逆流性食道炎」と「糖尿病」、このふたつの病気こそ、アルツハイマー病予備軍のしるし

太りすぎがアルツハイマー病の発症リスクを上げることは、前にも見た通りです。

さまざまな数値を例にお話をしましたが、数値の話となると「測らない」「途端に見て見ぬふりをする」という方も多いもの。そこで「明らかに太りすぎのサイン」であるふたつの病気について、お話をしておきます。

ひとつめは**逆流性食道炎**、ふたつめは**糖尿病**です。

これらのふたつにならない努力こそ、アルツハイマー病を遠ざけてくれるのです。

まずひとつめの逆流性食道炎について、見ておきましょう。

逆流性食道炎になる理由は、ほとんどの場合「脂肪のとりすぎ」、そして「太りすぎ」です。また脅すわけではありませんが、逆流性食道炎の既往歴があることさえ、アルツハイマー病の発症原因のひとつになってしまいます。

逆流性食道炎にならない、つまり太りすぎないようにしたいものです。

ふたつめの糖尿病については、皆さんも多くの情報を見聞きされていることでしょう。糖尿病の前段階にある方、予備軍の方も食生活を改善するなどして、改善に努めてほしいと思います。

日本では糖尿病を強く疑われている人の約4割が「治療を受けていない」と言われています。こうした方たちは、「血糖値が高いといっても、すぐに死ぬわけではない」「いざとなれば薬を飲めばよい」などと軽く考えているようです。まだ自覚症状がない予備軍の段階で、きちんと生活習慣を改善すれば、糖尿病を発症するリスクは低くなります。生活習慣の改善とは、具体的に言うと運動量を増やすこと。そして糖尿病にならない食材、GI値（75ページ）が低い食材を選ぶことです。

□逆流性食道炎も、糖尿病も、もともとの原因は「肥満」にある。
□脂肪のとりすぎは、肥満を経て逆流性食道炎、アルツハイマー病へと至る。
□糖尿病の予備軍の人は、生活習慣を改善して血糖値を下げる努力をする。

method 31

ただちに禁煙し、電子タバコもやめる

POINT

タバコと名のつくものは「すべて有害」ととらえましょう。アルツハイマー発症の要因です。また、あらゆる生活習慣病の引き金にもなります。

電子タバコだからといって、健康被害が少ないわけではない

標準的なタバコ（紙巻きタバコ・燃焼式タバコ）は、アルツハイマー病の大きなリスク要因となります。現在喫煙している人は、禁煙することを強くおすすめします。

多くの専門家が指摘をしてきたことですが、タバコによる健康被害は、広く全身に及びます。その理由は明白です。タバコに含まれるニコチンや一酸化炭素が、全身の血管を痛めつけるからです。

タバコの害は、ＣＯＰＤ（慢性閉塞性肺疾患）、がん、動脈硬化による心筋梗塞や脳卒中、胃潰瘍《いかいよう》、十二指腸潰瘍など、あらゆる生活習慣病に関わっています。

また、タバコは健康被害のみならず、見た目にも悪影響を及ぼします。たとえばしわが増えたり、肌がくすんだりして、実年齢より明らかに老けた顔になってしまいます。いわゆる「スモーカーフェイス」です。スモーカーフェイスの原因は、タバコのせいで活性酸素が大量発生し、ビタミンＣが破壊されるからです。

タバコのせいで頭髪が薄くなることもあります。

昔から言われているように、タバコを吸っても「百害あって一利なし」なのです。

では、最近流行している**「電子タバコ」**※66、**「非燃焼・加熱式タバコ」**※67などについてはどう考えるべきなのでしょうか。

これらの新しいタバコと、アルツハイマー病発症の関連については、まだデータがありません。けれども認知機能が低下する可能性の大きさを考えると、「吸わない」ほうが賢明でしょう。認知力、アルツハイマー病リスクへの影響についての研究は、これから進んでいくはずです。

ただ日本呼吸器学会の見解では、「電子タバコ」の使用と病気や死亡リスクとの関連性についての科学的証拠が得られるまでには、時間を要するとされています。

なお、「ニコチン依存症は病気である」という認識から、次の4つの条件を満たせば、健康保険などを使って禁煙治療が受けられます。

※66: 液体（ニコチンを含むものなど）を加熱し「エアロゾル」を発生させ吸引するタイプのタバコ。有害成分を削減できる、副流煙による他者への健康被害を軽減できるなどとされる。ところがWHO（世界保健機関）は、「電子タバコのエアロゾルにさらされると、健康に悪影響がもたらされる可能性がある」と指摘している。

①「ニコチン依存症の判定テスト」が5点以上
②「1日の平均喫煙本数×これまでの喫煙年数」が200以上
（2016年4月より、35歳未満については、当条件は該当せず）
③ただちに禁煙を始めたいと思っている
④禁煙治療を受けることを文書で同意している

ちなみに、治療費は自己負担3割の場合、8〜12週間で1万3千円〜2万円が目安です。どうしてもやめられないという人は受診してみてはいかがでしょうか。

□普通のタバコは、明らかにアルツハイマー病のリスク要因である。
□電子タバコも、避けるのがおすすめ。
□禁煙外来に通ってでも、禁煙するべき（条件を満たせば、健康保険などを使って禁煙治療を受けられる）。

※67: タバコの葉を加熱し、発生する水蒸気を吸うタバコ。主流煙には、標準的なタバコとほぼ同レベルのニコチンや、約3倍のアセナフテン（多芳香環炭化水素物）などの有害物質が含まれるといわれる。日本呼吸器学会は「非燃焼・加熱式タバコが有害物質を削減しているわけではない」と警告している。

method

32

薬は〝毒でもある〟と心得てなるべく服用を減らす

POINT

血圧や血糖値、コレステロールにまつわる薬は生活習慣の改善などで、さよならできるケースもあります。

生活習慣病の薬を毎日飲んでいる人は、立ち止まって考えてみる

「毒性のもの（食品に含まれる添加物、トランス脂肪酸、果糖ブドウ糖液糖、主に大型魚に蓄積している水銀、一部の玄米に含まれるカドミウムなど、主に化学物質）がアルツハイマー病の大きな発症原因である」という事実については、本書でたびたび触れてきました。では、毒性が最大級のものとは何だと思いますか？

答えは、**「薬」**です。

もちろん、病気や怪我などの治療のために、薬が欠かせない局面というのは多々あります。けれども実際、医療の現場で患者さんたちに接してその声を聞いていると、薬に気軽に頼っている人が多すぎると危機感を感じずにはおられません。

比較的軽いところで言うと、睡眠薬です。

「なかなか寝付けなくて困る」という場合、市販薬を安易に飲み続けるのではなく、「不眠を遠ざけ、睡眠の質を高める方法」（121ページ）を試してみてください。

※68:「ミトコンドリアの異常は、アルツハイマー病の発症と関連が深い」と指摘する研究者も多くいる。ミトコンドリアは正常に保つことが理想的。
※69: 消化に必要な胃酸を減少させ、そのため栄養素の中でもとりわけ亜鉛やビタミンB_{12}の摂取を減少させることがわかっている。

また頭痛や、女性の月経痛のとき、「消炎鎮痛剤（痛み止め）をすぐに飲む」という人は多いのではないでしょうか。消炎鎮痛剤などに含まれる「アスピリン」「イブプロフェン」といった成分（消炎鎮痛剤に限らず、一部の風邪薬にも含まれている）は、細胞内の構造物のひとつ**「ミトコンドリア」の機能を低下させる**※68ことがわかっています。

このように、薬に潜《ひそ》むリスクを挙げ出すとキリがありません。

一例として、リコード法を提唱するブレデセン博士が特に警告しているのは、逆流性食道炎（144ページ）の治療薬である**「プロトンポンプ阻害薬」**※69と、コレステロール降下剤である**「スタチン」**※70です。この2薬は、日本の内科で最も処方されている超メジャーな薬です。

他には、風邪などと診断されたときに処方される**抗生剤（抗生物質）**※71、血圧を下げるための**降圧剤**※72、**糖尿病治療薬**※73などが、アルツハイマー病の発症に影響しているのではないかと、一部で囁《ささや》かれています。

※70: コレステロールは低い人のほうが死亡率が高い。特に閉経後の女性は悪玉コレステロールの基準値より30くらい高くても大丈夫。少し高い程度なら、薬は不要。
※71: 抗生剤を飲むと、腸内環境のバランスが崩れやすくなる。すると悪玉菌がつくる有害物質で腸管のバリアが壊れ、アレルギーを引き起こす原因となる。

このような薬を長くとり続けることが、「アルツハイマー病はじめ多くの病を招く」と指摘する専門家や医師が、世界中で増えています。

「不要な薬を断つことでアルツハイマー病を遠ざける」という原則を、覚えていてください。

□市販薬を飲みたくなったら、本当に必要か考える。
□薬を飲み続けることの影響を意識する。
□薬の中には、体に悪影響を及ぼすものもあると知る。

※72: そもそも高血圧の原因のほとんどは、ただの運動不足であることも多い。血圧が高く薬に頼っている人は、まず歩く歩数を増やしてみるのがよい。
※73: 白米、砂糖などの糖質をやめることで、薬の数が減らせたり、断薬できたりしたという報告もある。

method
33

糖質制限、運動、絶食でケトン体質になる

POINT

糖質の代わりにケトン体をエネルギー源とする「ケトーシス状態」は、認知機能に最適。ケトン体のエネルギー回路に、切り替えましょう。

まずは、糖質を制限することから始めよう

糖質ではなくケトン体（55ページ）をエネルギー源とする理想的な状態のことを、専門用語で「ケトーシス」と言います。アルツハイマー病を遠ざけるためには、軽いケトーシス状態でいることが望ましいことがわかっており、この状態はダイエットにも効果的で、「ケトン体ダイエット」などと呼ばれています。さまざまな研究において、ケトン体質になるために次の3項目をすすめています。

①単純炭水化物食品※74の摂取を控える

甘いおやつや飲料をやめ、ご飯などの主食は少なめにする※75など。

②適度に運動する

ウォーキングなどの運動を、1週間に2時間以上おこなうなど。

③半日間以上は絶食する

この①〜③の3項目を実践することで、ケトン体のエネルギー回路のスイッチが「オン」になります。

※74：パン、ジャガイモ、白米、ソフトドリンク、アルコール、キャンディ、ケーキ、加工食品など、糖質を多く含む食品や食材。

ケトン体のエネルギー回路にスイッチが入れば、どんな人も必ずやせます。また血中の中性脂肪が減るなど、血管を若く保つ大きな効果も期待できます。

ケトン体は自己測定をすることができます。

薬局、もしくはネット通販で「測定器」「試験紙」を入手して計測を続ければ、励みにもなります。

「ケトーシスになっているかどうか、手軽に確認できる」というのは面白いことですし、非常にやりがいがあり、動機を強く保つことにもつながります。

ぜひ一度測定してみてはいかがでしょう。

もちろん、すぐに効果が現れるというわけではありません。前に挙げた3項目を実践し始めてから、約7日は続けてみてください。

□食事、運動、絶食で、アルツハイマー病を遠ざける「ケトーシス状態」に近づく。
□約3日の頑張りで、体内のケトン体の量に変化が現れる。
□ケトン体は市販のキットで自己測定をすることができる。

※75：食事の際には「ご飯が進むおかず」を避ければよい。「おかずを食事のメインにする」とも言える。「ご飯がないとおかずが食べられない」という人は、味の濃いおかずでご飯を食べる習慣をやめられれば理想的。ご飯がついつい進んでしまう明太子や佃煮類も、控えることができればベスト。

第2部

アルツハイマー病治療・予防のためのQ&A

Q アルツハイマー病の検査はどこでできますか?

A かかりつけ医に相談したり、専門外来を訪れてみてください。

アルツハイマー病の検査については「精神科」「神経科」「神経内科」「老年病内科」「老年内科」などで可能です。また「もの忘れ外来」「認知症外来」などの専門外来も増えています。ただし、どこの医療機関を受診すればよいのかわからない場合、かかりつけ医に相談し、紹介状を書いてもらうという手もあります。

国内では次のクリニックでリコード法の主要検査と治療が受けられます。

◆お茶の水健康長寿クリニック

〒101-0062　東京都千代田区神田駿河台2-8　瀬川ビル7階

電話:03-5577-4970　ホームページ:https://ohclinic.jp/

◆館林健康長寿クリニック

〒374-0025　群馬県館林市緑町1丁目2-5

電話:0276-55-0533

併設の「Residence of Hope 館林」はリコード法を実践指導している老健施設です。
ホームページ：http://res.hopetatebayashi.co.jp/

Q アルツハイマー病は遺伝と関係がありますか？

A 関係はありますが、早期から対策を立てれば予防や改善は可能です。

米国のD・ブレデセン博士は、アルツハイマー病の遺伝的危険因子について突き止めました。それが**「ApoE4」（アポイーフォー）**という遺伝子です。

ApoE4をひとつ保有している場合（片方の親から受け継いだとき）は、アルツハイマー病にかかる生涯リスクは30％にアップします。そして、ApoE4をふたつ保有している場合（両方の親から複製した遺伝子を受け継いでいるとき）、なんと50％以上にそのリスクが跳ね上がることがわかっています。

一方、ApoE4をひとつも保有していない人のリスクは、9％なのだそうです。

ただApoE4をもつ大部分の人は、自分のDNAにそのような遺伝的要素があるとは、夢にも思わないでしょう。通常、アルツハイマー病が発病するなどして、たまたま遺伝子検査を受け、その事実を知るといったケースがほとんどです。

つまり、遺伝子検査を受けないことには、まったくわからないのです。

日本で、このＡｐｏＥ４検査を受ける場合、前述のお茶の水健康長寿クリニックか館林健康長寿クリニック（158ページ）、もしくはオンラインサービスなどで申し込むことになります。

もちろん、今の日本では遺伝子検査の是非について、一部で議論がなされています。確かに「自分がＡｐｏＥ４をもっている」とごく若いうちに自分で知ったり、他人に知られることで、将来に別の問題が生じることもあるかもしれません。

ただ、ＡｐｏＥ４の保有者であったとしても、リコード法の考え方を学び、本書で紹介するような生活改善を重ねていけば、アルツハイマーの発症リスクを劇的に減らすことは可能です。

そういった意味では、ＡｐｏＥ４を保有しているかどうか早期に把握して、予防プログラムを実践していくことは大きな意義があります。

Q どれくらい続ければ「33の方法」の効果が出ますか？

A 3～6か月はかかります。

何年間もかかって受け続けたダメージを修復していくのですから、すぐに効果が出るわけではありません。うまくいかないときは、次のような確認事項を自分に問いかけてみてください。

①あなたの体の問題を、どの程度確認できているでしょうか？

たとえば多発性脳卒中や、アルコール関連の認知機能の低下などの病気を抱えてはいませんか？　そのような場合は、それらをまず根本的に治療することが大事です。

②「33の方法」に取り組んで何か月がたちましたか？

改善の兆しが最初に現れるには、3～6か月かかります。

③体が「軽いケトーシス」の状態になっていますか？

これは、やや上級の方向けの話ですが、アルツハイマー病を遠ざけるためには、体がケトーシス（155ページ）の状態になっていることが理想的です。

前にも見た通り、ケトーシスを促す条件は次の3つです。

❶単純炭水化物を控える（白米やパン、ケーキ、甘い飲料や加工食品など単純炭水化物食品の摂取を制限する）

❷適度に運動する（ウォーキングなどの運動を週に2時間以上）

❸半日間以上は絶食する

ケトーシスの状態に近づくには、これらの3つを組み合わせる必要があります。

最初は大変に思えるかもしれませんが、少しずつでもケトーシスの状態を目指していきましょう。

④よい睡眠をとれていますか？

現役のビジネスパーソンにはハードルが高いかもしれませんが、毎晩7時間の睡眠がとれていますか？　そうでない場合、劇的な効果が現れるのはなかなか難しいかもしれません。また、睡眠時無呼吸症がある場合は、睡眠の質を上げるためにも、治療をして根治させましょう。

反対に、治療がよく効く人には、次のような特徴があります。ぜひ参考にしてください。

◆年齢が**75歳未満**である人
◆家族や同居人と共に暮らしている人
◆かかりつけの主治医と良好な関係が築けている人
◆早期アルツハイマー病と診断された人
◆アルツハイマー病の遺伝的危険因子「ＡｐｏＥ４」によるリスクがあると診断された人（まだ症状が現れていない人）
◆「認知機能に変化がある」と診断された人
◆ＭＲＩ検査で「脳萎縮がない」と診断された人（萎縮が海馬だけに限定されている人）

Q 脳を健やかに保つ秘訣があれば教えてください。

A 人付き合いを絶やさないことです。

アルツハイマー病を遠ざけるためには、人付き合いは活発であることが理想的です。なぜならコミュニケーションの機会が増え、脳が活性化し、免疫力も上がるからです。

もちろん、「一緒にいるとストレスになる人」もいるかもしれません。そんな人とは、遠慮なく距離を置けばよいのです。周囲から**「いい人」と思われることより、ストレスをためないことを優先**させていきましょう。

同性の仲間だけに限らず、異性の友人もいれば最高ですね。

たとえば旧友と会う機会を増やしてみるのはいかがでしょう。「同窓会に出るなんて、50代になってからでいい」「旧友と遊ぶのは、定年後の楽しみにとっておこう」……。

このように、ゆったり構えてはいませんか。楽しい予定はどんどん前倒しにして、40代、50代から交流を復活させるのもおすすめです。

Q 脳を活性化させる方法はありますか？

A 買い物、美術館、コンサート、旅行……。外出を楽しむことです。

何歳になっても、感動することは大事です。ワクワク、ドキドキといった気持ちになることで、脳の前頭葉が刺激されて脳全体が若返り、活性化します。そのために、手っ取り早いのは「外に出ること」。「年をとったから」と行動範囲を狭めるのではなく、積極的に外に出ていきましょう。

とくによいのは**旅に出ること**です。目的地やスケジュールを考えたり、飛行機やホテルの手配をしたりすることで、脳は活性化します。欲を言えば、国内旅行ではなく海外旅行がベスト。なぜなら、旅行先の語学を勉強するため、脳がフル回転するからです。

加えてコンサートやオペラ、美術館など、音楽やアートを鑑賞できれば、最高です。左脳と右脳の両方がバランスよく活性化されることでしょう。

Q 「楽器を演奏したり、歌ったりすることが脳によい」と聞きましたが、本当ですか？

A 本当です。私は50歳からフルートを始めました。

私自身の場合、純粋な楽しみとしてフルートを演奏したくなり、50歳から習い始めました（演奏することに加え、「新しいことを始めること」も、脳にとってとてもよい刺激になります）。主な練習場所は、当時勤務していた老人病院の当直室。空き時間に、フルートを吹くようにしたのです。

あるとき、当直室からいちばん離れた病棟の患者さんに「今日はフルートを吹かないのですか？」と聞かれ、すべての病棟に聞こえていたと気付きました。それから私は、ご高齢の患者さんに馴染みのある童謡などを中心に吹くようになりました。亡くなった方のカルテを見続けているうちに、そうした曲を聴きながらのほうが安らかに逝かれているという事実がわかったからです。

それからというもの、病院全体の終末医療が変わりました。看取りの際、病室に癒されるような音楽をかけることで点滴の量が飛躍的に減るようになったのです。そこで私は、音楽のもつ癒しの力を、肌をもって感じることができました。つまり**音楽は、演奏する側も聴く側も、ストレスが軽減される**のです。

楽器演奏だけに限りません。今まで趣味がなかったという人は、新しい〝趣味〟を始めてみてください。新しいことに挑戦することは、脳へのよい刺激になります。

また、音楽は、ストレス解消に一役買ってくれるだけではありません。

まず楽器の演奏は、アンチエイジング効果が期待できます。たとえば指先を使うピアノは、脳のアンチエイジングになります。ヴァイオリンは、音階が明確に区切られていないため、「空間記憶の活性化」につながるようです。フルートなどの管楽器は、肺機能の老化防止に直接役立ちます。

また、歌うこともよいことです。「歌っているときは脳の多くの部分が活発に働く」ということがわかっています。また心肺機能が向上し、自律神経もひとりでに整います。「ひとカラ」(ひとりカラオケ)でもよいので、ぜひ存分に歌ってください。もちろん歌の「うまい、下手」を気にする必要はありません。楽しむことが第一です。

Q どんな精神状態でいれば、アルツハイマー病を遠ざけられるでしょうか？

A いつも明るく楽しい気分を保つことです。

ストレスができるだけ軽く、「楽しい」と感じていられる精神状態を目指しましょう。そのために、すぐ実践できる方法があります。それは**「おしゃべり」**です。「長寿の秘訣」ととらえて、どんどん周りと話をしましょう。

相手は友だちでも、家族でも、ご近所さんでも誰でもかまいません。外に積極的に出歩いて、大いにおしゃべりしてください。

さらに言うと、ときには**「思い切り泣く」**ことも、心のバランスを保つうえで有効です。「思いっきり泣いたらすっきりできた」、そんな体験はありませんか。これは、泣くことで**βエンドルフィン**（鎮痛効果があり幸福感で満たしてくれる神経伝達物質）が増えるから。また涙の成分には、痛みを和らげたり心を癒してくれたりするホルモンが含まれています。

食事

Q どうしても外食が多くなってしまいます。よい食べ方はありませんか?

A 外食しないときの食事を、軽めにしましょう。

現役ビジネスパーソンの方や病院の付き添いなど家族のお世話に追われる方などは、皆さんそれぞれ事情がありますから、外食が多くなることがあっても致し方ありません。ただ、すべての食事が外食というわけではないはず。外食時以外の食事は、せめて健康的なものにして、全体的な食生活を整えていきましょう。

たとえば「昼に和定食を外食したら、夜はおかずのみ」という具合です。**「昼に炭水化物をとり、夜はおかずのみ**（炭水化物抜き）」というスタイルが理想的です。

Q 接待や会食のとき、どのような飲食店を選べばよいのでしょうか?

A カウンタータイプの寿司屋や、フランス料理はいかがでしょうか。

意外に思えるかもしれませんが、カウンター席の寿司屋はヘルシーです。お店と事前に打ち合わせておき、青魚のお造りや焼き物を中心に出してもらうのです。

ただし、寿司には炭水化物だけでなく酢の砂糖も含まれるので、肝心の握り寿司は、最後に少しだけ楽しむようにしてください。ネタの選び方次第では、費用も抑えられます。青魚やサケなどを中心に選びましょう。

洋風の料理がお好みなら、フランス料理が最適です。注文はコース料理でも大丈夫。なぜなら、前菜野菜が多くとれるなど、フレンチは太りにくいメニュー構成になっているからです。ただし、パンやパスタ、大量のデザートは控えましょう。メイン料理は、脂肪を燃やす仔羊（ラム肉）をチョイスできれば最高です。

コース料理ではなくアラカルト（1品料理）を選ぶ場合は、肉や魚などタンパク質の食材を中心に選んでみてください。

もし南仏料理の店なら、ブイヤベースをオーダーしましょう。ダイエットや美容にいい魚介の成分やうまみのエッセンスが、ぎゅっと詰まっています。

このように店を選べば、外食でも「ゆるやかな菜食主義」は十分実現できます。

Q　アイスクリームやチョコレートなど甘いものがやめられません。

A　ココナッツミルクアイスやカカオ70％以上のチョコレートなど、健康志向のスイーツや体にやさしい甘味をとりましょう。

お気持ちは、お察しします。けれども、アイスクリームの主成分は炎症の引き金になる「乳製品」と「糖」という二大悪。避けるに越したことはありません。

アイスクリームのかわりに、ココナッツミルクアイスを食べてみるのはどうでしょう。その名のとおりココナッツミルクが主成分で、乳製品は含まれていません。またGI値（75ページ）も低いのでおすすめです。

また、スイーツの中でも「チョコレートが好き」という方は多いものです。「どうしてもやめられない」という場合は、オーガニックのチョコレート、それもカカオ含有率が高く**（70％以上）**、GI値が低いダークチョコレートを試してみてください。ただし、食べすぎないようにご注意を。

そもそも、チョコレートの主成分「カカオ」には、血中コレステロール値を下げる効果や、虫歯を抑制する効果、さらには動脈硬化、糖尿病、がんなど多くの病気の引き金になる**酸化ストレスを抑制する働き**があります。

また**脳卒中のリスクを減らす働き**があることもわかりました。スウェーデンのカロリンスカ研究所のラーソン博士らが45~79歳のスウェーデン人男性37103人を約10年間追跡調査した結果、チョコレートの消費量が最も多かった群の男性はチョコレートをまったく消費していなかった群の男性に比べ**脳卒中の危険度が17%も低下していた**のです。食べすぎに気をつけつつ、チョコレートとはうまくつきあいましょう。

ただし、甘いものをよく食べていた人が、それをやめようとしたときや、炭水化物中心の食事をしていた人が、良質の脂肪をメインにした食事に切り替えようとしたとき、また、強いストレスからなかなか解放されないときなど、甘いものへの欲求が一層強くなることがあります。

それを抑えるには、「アーモンドミルク」がおすすめです。近年、パック入りの「アーモンドミルク」が市販されています。「砂糖不使用」など、糖分が添加されていない製品を選んで、楽しんでみてください。

そもそも、「なぜ甘いものを食べたくなるのか」というと、甘いものを食べると脳に快感をもたらすドーパミンが分泌されるからです。このような仕組みを脳の**「報酬《ほうしゅう》回路」**と呼びます。

この現象は、アルコールや薬物に依存するときと同じもの。ですから砂糖は「マイルドドラッグ」と呼ぶべき存在です。砂糖を多くとり続けると、血糖値を調整するインスリンの効きが悪くなってしまい、糖尿病へと至ります。

もちろん、すでに糖尿病を発症している人にとっては、より危険なことになります。血管への負荷がかかりすぎて、心筋梗塞や脳卒中にもつながりかねません。

とはいえ、甘いものを常食していた人が、それを突然やめるのは難しいこと。どこかで根本的に考え方を変えて、スイーツを少しずつでも遠ざけていきましょう。

市販のスイーツ以外にも、甘みがあっておいしいものはたくさんあります（98ページ）。甘いものをすべて「禁じる」わけではなく、体によい甘みに「置き換える」という考え方で、頑張ってみてください。

Q 仕事の性質上、深夜まで食事をとれません。どうすればいいでしょうか？

A 夜遅くに食べるリスクを知り、少しずつ食事を前倒しする努力を。

「仕事の都合で、食事の時間がままならない」というお悩みも、よくいただきます。

確かに、そのような場合は仕方がありません。

「仕事を優先しつつ、できる範囲で本書の内容を少しずつでも実践する」という考え方で、生活を改善していきましょう。

たとえば、夕食から朝ごはんまで、8～12時間の絶食（49ページ）をおこなおうということであれば、次のように食事時間を前倒しにする、という手があります。

①まず、昼ごはんを、できるだけ遅めにとる
②そして夕方早めに、「夕食」として軽食をとる

「勤め人にはとても厳しいスケジュールだ！」という声も聞こえてきそうですね。で

も、深夜に食事をとることには、さまざまなデメリットがつきまといます。

たとえば、仕事を終えて帰宅後、23時に夜食をとったとしましょう。

まず、太りやすくなります。その理由は簡単。細胞に脂肪をため込む遺伝子「Bー《ビー》M《マ》AL《ル》1《ワン》」※1がもっとも増える時間帯（22時〜翌日2時）と、食事をとる時間帯が重なってしまうからです。酷なことを言うようですが「深夜の夜食は太って当たり前」なのです。

それだけではありません。深夜に夜食をとると、その翌朝は空腹を感じにくくなり、それが習慣化すると記憶力や好奇心が衰えてしまうというリスクもあります。

そのメカニズムを説明してみましょう。

空腹になると、胃からグレリンというホルモンが出て脳へ届けられます。すると、脳の神経細胞のネットワークが向上することがわかっています。特に、記憶をつかさどる海馬で脳機能が高まります。つまり、空腹感こそが記憶力や好奇心を維持してくれている、というわけです。

夜遅くに食事をする人、睡眠の直前に食事をとる人は、それだけで好奇心も記憶力も失い、アルツハイマー病になるリスクがあるのです。

※1: 細胞に脂肪をため込む作用をもつ遺伝子。最も増える時間帯は（22時〜翌日2時）。反対に、いちばん少なくなる時間帯は、午後3時頃とされる。したがって、おやつをとるならこの時間帯が最適。

「何を食べるか」という問題はもちろん、「いつ食べるか」ということについても、注意をしてみてください。

最後に、「どうしても深夜に食事をとらなければいけない」という場合に備え、比較的〝マシ〟と言えるメニューをご紹介しておきましょう。

それは**「サバの味噌煮」**です。サバには悪玉コレステロールを減らしてくれるオメガ3系の油が含まれています。深夜のコンビニで買った揚げ物よりは、サバの味噌煮を食べるほうがよほど健康的です。

つくるのが手間であれば、市販の「サバの味噌煮缶」でもかまいません。非常食としても使えるので、数缶常備しておくのはいかがでしょう。

Q 肉が大好きなのですが、食べないほうがよいのでしょうか？

A 肉食＝悪というわけではありません。ただし、肉以外の素材も楽しんで。

「肉が大好き」ということについては、大きな問題はありません。年齢を重ねると肉を食べなくなる傾向がありますが、それではタンパク質不足に陥ってしまいます。タンパク質不足に運動不足が重なると、筋肉はあっという間にやせ細り、自力で動く力も失われてしまいます。筋肉を維持するためにも、タンパク質は必須です。いつまでも「肉を食べられる体」を目指してください。元気な高齢者の中には「肉が大好き」という人が多いものです。

また、肉を食べることには、大きなメリットがあります。それは「よく嚙む」ことが必要な点です。実は**「よく嚙む」ことは、認知症の優れた予防策**になるのです。嚙むことで脳への血流量がアップしたり、唾液が出やすくなります。唾液に含まれるホルモンや酵素には、老化防止や免疫力を高める働きがあります。

さらに言うと「よく嚙む」ためには、ひき肉や霜降り肉のようにやわらかい肉よりも、嚙みごたえのあるかたまり肉が最適です。肉の選び方については、こだわってほしいと思います。

さらに、余裕があれば**グラスフェッドビーフ**※2を試してみるのもいいでしょう。

※2: 牧草を食べて育った牛（牧草牛）のこと。ストレスフリーな自然の環境で牧草を食べて健康的に育つため、独特の栄養素を含むとされる。また脂身が少なく、低脂肪・低カロリー・低コレステロールで健康効果も見込まれる。一方、市販されている肉のほとんどは、「グレインフェッドビーフ」（穀物肥育牛）と呼ばれる種類である。

値段が高いのが玉に瑕《きず》ですが、低脂肪、低カロリー、低コレステロールで独自の健康効果が期待できます。

もちろん「肉が大好きだから」「肉の栄養価が高いから」といって、肉ばかりを偏食することはよくありません。肉のデメリットといえば、脂肪が多いこと。ですから肉以外の優れた動物性タンパク源も、まんべんなく食べるようにしたいものです。

たとえば**平飼いのオーガニック卵**（184ページ）や、**天然ものの魚**（イワシ〈アンチョビ〉、カタクチイワシ、ニシン、サバ、サケ／78ページ）などです。肉だけに偏りすぎず、それらも献立に組み入れていきましょう。

目安としては、食事のメインとして「肉と魚を交互にとる」というスタイルが理想的です。メニューを考えるだけでも、なんだかワクワクしてきませんか？

アルツハイマー病を遠ざける食事法とは、「おいしいものを我慢すること」が目的ではありません。単純に食事を制限するというわけではなく、「よりよい食材を選んで、おいしく食べて、心の栄養も補給していこう」という考え方です。

禁欲的になりすぎるのではなく、食卓をより豊かなものにしていきましょう。

Q 高温調理の食事は、すべてやめたほうがよいのですか？

A 高温で〝焼く〟〝揚げる〟、電子レンジを使う調理は控えるのがベター。

「高温調理のすべてが悪い」ということではありません。

高温でないと調理ができない食材もあるからです。

たとえば炊飯器で米を炊くことは、「高温調理」になります。けれども、それが悪いというわけではありません。

米を炊くときのように、水の力を借りて加熱する方法を「湿式加熱」と言います。湿式加熱には「煮る」「蒸す」「炊く」などの調理法があります。

これらの調理法はＡＧＥ（終末糖化産物）を減らしてくれる調理法なので、おすすめできます。

一方、推奨できないのは「高温で焼く」（グリル、ロースト）、「高温で揚げる」などの調理法です。これらの調理法では食材中のＡＧＥが増えてしまうからです。

したがって、揚げ物は控え（46ページ）、炒めものなどをするときは高温にしすぎないことが重要です。

もうひとつ、高温調理の例として電子レンジにも触れておきましょう。

温め直しや、野菜の下ゆで、クイック調理など電子レンジは便利なものです。電子レンジを駆使したレシピの本も、人気のようです。けれども、電子レンジの原理をご存じでしょうか。

「電磁波で何万回もの振動を与え、熱を発生させて高温で調理する」という仕組みなのですが、この振動で食品の栄養成分が破壊されると指摘する専門家がいます。

また、電子レンジで調理した食品をとりすぎると、血液系や免疫系の病気になりやすいという報告もあります。このような情報も、心の片隅に留めておいてください。

Q オーガニック食品をなるべく選ぶべきですか？

A はい。ただし経済的に持続可能な範囲で、長く続けることが大切。

理想を言えば、その通りです。

一定の審査を経て認定された**オーガニック食品**※3か、そうでない食品か、どちらかを選べるのであれば、迷いなく「オーガニック食品」を選ぶべきでしょう。

このお話をすると、必ず「経済的に続かない」という声をいただきます。けれども〝未来への投資〟ととらえて、お金の使い方を少しずつでも変えてみてほしいのです。

なぜ私がそれほどオーガニック食品をおすすめするのかというと、理由は簡単。農作物の残留農薬のリスクがとても高いからです。あまり報じられない事実ですが、日本の農業で農薬が使われる量は、世界的に見てもかなり多いのです。

ここで、日本の農産物事情についてお話しをしておきましょう。

※3：日本では「オーガニック栽培」でつくられた食品の総称。オーガニック栽培（有機栽培）とは「有機JAS」の認証を受けたものを指す。「農薬は化学合成のものを使用しない」「種は可能な限り有機JASで栽培されたもの、遺伝子組み換えでないもの」「有機肥料使用、化学肥料は不使用」などの条件にあてはまるもの。

日本の昔の農産物と、現代の農産物は〝別物〟と言ってもよいほど、異なるものです。その差は**「現代は大量の農薬が使われるようになった」**という点にあります。

わかりやすい例を挙げてみましょう。

江戸時代前期につくられていた農産物と、現代の農産物とでは、使われる農薬の量は雲泥《うんでい》の差です。かつての日本の農産物は、外国から見ても「優れている」と評価されるほど高栄養で、安全なものでした。ところが現代日本では、残念ながらその安全性を手放しに保証できない状況となっています。

1977年のことです。米国の上院議員であったジョージ・マクガバン氏は、大統領の指令で大規模な調査をおこないました。有名な「マクガバンレポート」です。この500ページに及ぶレポートでは「なぜ米国の医療費が増大したのか」という問いについての答えが報告されています。そのレポートで模範とされているのが、「日本食」なのです。ただし、それは条件つきでした。

マクガバン氏は「玄米、味噌汁、野菜、根菜、魚」を中心とした「元禄時代以前の日本食」を理想の食事として取り上げています。

「マクガバンレポート」が理想としたそれらの日本の農産物は、もはや現代には存在しないと言えるでしょう（「有機野菜」「無農薬野菜」は別とします）。

なぜなら**農薬が増えるほど土の中の微生物は多様性を失い、野菜はアンチエイジングに必要な「フィトケミカル」という成分を作らなくなるから**です。また**収穫された農産物から栄養素は減り、残留農薬だけが残ることになるから**です。

「残留農薬が少ない食品を選ぶ」という姿勢は、「体に毒を取り込まないこと」につながります。

体に毒性のものが溜まっていくことも、アルツハイマー病の大きな引き金になりえます。一旦体に取り込んでしまった毒性の物質の中には「外に排出されにくい性質のもの」もあります。ですから、できるだけ「取り込まない」ことが大事なのです。

とはいえ、私はこれまで「良心的な業者さんを探すことが難しい」という声をよくいただいてきました。そこで私が各地の農家さんと提携をして、自信をもっておすすめできる食品を、いままでいくつかつくってきました。

次に挙げる卵と玄米は、食べる頻度も多いので、より安全なものを入手することが大事です。ご興味のある方は、ぜひ取り寄せてみてください。

◆取り寄せ可能な体によい食材の取り寄せ先（白澤オーガニックファーム）

①平飼いのオーガニック卵（通常の卵に比べてオメガ3脂肪酸が2・75倍、α－リノレン酸が5・11倍、DHAが1・73倍）

【販売元】株式会社　だいにち堂
長野県安曇野市穂高柏原2843－28
【問合せ先】0120－899－831（受付時間：9：00～18：00／日祝を除く）
【生産農場】農業組合法人 間共同養鶏組合
【選別包装者住所】長野県松本市会田1566

②玄米（無農薬・無化学肥料）

【販売元】株式会社センスイットスマート
東京都千代田区麴町5－2－1K－WING9F
【問合せ先】03－5276－2277
【生産地】青森県深浦町（SOILマーク：認証された土で育ったお米）

Q コーヒーやお茶は飲んでもよいのですか？

A 1日5杯までのブラックコーヒーには、多くのメリットが期待できます。また、薬効が期待できるさまざまなお茶を楽しんでください。

コーヒーは、最強の長寿ドリンク。むしろ積極的に飲んでください。飲むほどアルツハイマー病の発症リスクは低減します。

またうれしいことに、コーヒーにはパーキンソン病や大腸がん、2型糖尿病の発症リスクを下げる作用も認められています。死亡リスクを下げるというデータも報告されています。1日5杯までなら、安心して飲んでください。

もちろん、たっぷりの乳製品や砂糖を入れることは避けたいもの。糖質や脂質のとりすぎを招くことになるので、コーヒーは基本的に「ブラック」です。

何かを加えたいときは、ココナッツオイル（大さじ1杯、15㎖）がおすすめ。アルツハイマー病の予防に一層効果的です。

もちろん、夕方以降に飲むと眠れなくなったりすることもあるため、摂取する時間帯と量については注意してください。

一方、お茶ですが、ひとことで「お茶」と言っても、さまざまな種類があります。

緑茶には「カテキン」という成分が豊富に含まれています。

昔から**「ボケ防止のためには、1日5杯の緑茶を飲むとよい」**と言い伝えられてきましたが、近年さまざまな実験研究で、その効果が証明されています。

また、緑茶や紅茶に含まれるカテキンには、血管を健やかに保つ効果が認められています。紅茶に豊富なタンニンには、アレルギーを抑える働きが期待できます。

薬効があるとされるハーブティーを日替わりで飲むことも、よい気分転換になります。さまざまなハーブティーがありますが、おすすめをいくつかご紹介しておきましょう。いずれも、効き目が期待できるものばかりです。専門店やネット通販などで見かけたら、試してみてください。

ひとつめは**「ターメリック」**。和名では「ウコン」として古くから親しまれているハーブです。**アーユルヴェーダ**※4で重用されるハーブのひとつ。根を乾燥させて粉末

※4：インド・スリランカで生まれた伝統医学で、5000年以上の歴史を持つ。名前の由来は、サンスクリット語の「Ayuh」（生命・寿命）、「Veda」（科学・知識）から。より健やかに長寿や若さを保つことを目的とする予防医学。食事法（医食同源）や健康法（ヨガ、瞑想）などの日常生活に関わるものから「生命」までを科学する。

にしたものは、カレー粉、インド料理等に欠かせない存在です。黄色の色素成分「クルクミン」は、肝臓の働きを助けたり、消化力を高めたり、腸内細菌を改善するなどの効果で知られています。また老化の原因である活性酸素の発生を抑える効果（抗酸化作用）も期待できます。

ふたつめは「ローズマリーティー」。**記憶力を高める作用**で、非常に有名です。また、うれしいことに「若返りのハーブ」という別名があるほど、アンチエイジング効果で知られています。

「ロスマリン酸」という強力な抗酸化成分が含まれており、活性酸素を撃退し、肌を若返らせる作用が期待できるのです。

ハーブティーは、生の葉でもドライタイプでもおいしくいれることができます。こまめに飲むと、脂肪を減らす効果もあるとされています。

運動

Q ウォーキングはアルツハイマー病対策に効果がありますか？

A ありります。むしろ「1日1㎞すら歩けない人は、アルツハイマー病の疑いアリ」です。

脅すわけではありませんが「ウォーキングなんてしんどそう」「歩きたくない」と思ってしまう状態そのものが、もはや危険です。「1日合計1㎞も歩けないのは、全身の危険信号」ととらえてください。

たとえば自宅から徒歩数分のコンビニに行くのもつらい、という場合。**「老年症候群」**の疑いがあります。「老年症候群」とは生活機能の低下、転倒、アルツハイマー病などの症状があることを指します。

1㎞の距離すら歩けないという人は、そのうち室内の移動すらできなくなります。その先には寝たきり生活が待っています。

ちょっと脅かしすぎたかもしれないので、よい話もしておきましょう。ウォーキングで筋肉を刺激すると**「AMPK」**という遺伝子がオンになります（活性化を始めます）。ＡＭＰＫは筋組織でのエネルギー消費を促し、やせやすい体をつくる「長寿遺伝子」です。つまり、適度なウォーキングは抗酸化力も高めてくれるのです。

ＡＭＰＫはいったん高まると、効果は48時間持続します。ですから**週3〜4回歩けば、老化防止の効果をずっとキープできる**ことになるのです。

Q ウォーキングの具体的なノウハウを教えてください。

A 「空腹時に、安いサンダルを履いて、腕を後ろに引いて歩く」のが正解です。

ウォーキングの効果は、姿勢によって左右されます。体幹（体の中心軸）を意識して、背筋を伸ばして歩きましょう。猫背ぎみの人は、腕を前にだけ振って、歩いている可能性が高いので要注意です。肩甲骨をしっかり動かし、**腕を後ろに引いて**歩きましょう。肩こりも改善し、脂肪の燃焼効果も高まります。

ウォーキングをおこなうのに最適の時間は**「空腹時」**です。

歩き始めの10分間は、体内の糖を消費するための時間になります。つまり空腹時に歩くと、それだけで脂肪の燃焼が早まることになります。脂肪が燃えはじめると血糖値が安定し、空腹感も収まるようにできています。お腹が空いて間食したくなったら、すぐに何かを食べるのではなく「外で歩く」というのが正解なのです。

また「ウォーキングを始めよう」と意気込んで、新たに靴を買う必要はありません。スポーツメーカーの高いランニングシューズよりも、実は安いサンダルのほうがよいのです。

ランニングシューズの場合、クッション性が高く、かかとから着地したときにひざを痛める可能性があります。だから裸足に近い感覚で、つま先から着地するのが理想的です。できるだけ「裸足に近い感覚」で走れるサンダルや靴を履いて、歩くようにしてみてください。

Q **ジョギングやジム通いなど、いつも三日坊主です。こんな私にも続けられそうな、手軽な運動はありますか？**

A **スクワットや太極拳、坐禅から足指じゃんけんまで、よりどりみどりです。**

ジョギングやジム通いには、たしかに時間が必要です。最低でも20分、着替えをする場合は小1時間かかることもあるでしょう。それよりも効率よく運動をおこなう方法をご紹介します。自宅で集中して数分間取り組むだけでも、習慣化すれば大きな効果が期待できます。

そもそも、ジョギングやジム通いの大きな目的は筋肉量を増やすことにあります。人間の筋力は、10代でピークを迎え、あとは落ちる一方。年齢を重ねても、自立生活を維持し、脳を健やかに保つには「筋トレ」が欠かせません。

筋トレといっても、ジムにあるような設備はまったく必要ありません。

たとえば、中腰で下半身を鍛える**スクワット**はもっとも推奨できます。適度な負荷は骨粗しょう症の予防にもなります。糖尿病や高血圧などを遠ざけるホルモン**「アディポネクチン」**の分泌を促す効果もあります。

太極拳もよいでしょう。スクワットと同じく、中腰の姿勢で行うところがポイントです。太ももの筋肉が鍛えられます。

運動が苦手という場合、**坐禅**はいかがでしょう。坐禅の姿勢は、お腹の深いところにあるインナーマッスルを使います。ここを鍛えることは、高齢の方に多い転倒を防ぐことにもつながります。

また、**家事**をしながら、筋トレ的な動きをすることも可能です。お腹のインナーマッスルを意識しながら、中腰で窓ふきをすれば足腰を鍛えることができます。

よりズボラな人は、テレビを見ながらかかとを上げ下げするだけでもかまいません。ふくらはぎの筋力を上げることができます。ふくらはぎの筋肉を動かすと、血圧が下がったり、血のめぐりが改善したりします。

楽しみながらおこなうなら**「足指じゃんけん」**もおすすめです。足指でグー、チョキ、パーの形をつくる訓練を続けてみてください。足裏と足指に、地面をつかむ力がつき、転倒を防げるようになります。

あらゆる運動について言えることですが「健康になるための運動」で体を傷めてしまっては本末転倒です。「しっかりやった」気になるよりは、むしろ「ものたりなく感じる」「より強度の高い運動をしたい」という程度で取り組むほうが、怪我とも無縁で、結果的に長く続けられることになります。

生活習慣

Q 歯磨きとアルツハイマー病との関係が、いまいちよくわかりません。

A 「病原菌が口から脳へ流れる」「噛めなくなる」、これがアルツハイマー病の原因です。

「口の中の細菌が血液に入り、全身にいきわたるとさまざまな病気を引き起こす」という事実を、まず認識してください。たとえば、歯周病とは単に口の中だけの病気ではありません。心臓病や血管病、糖尿病など全身に影響を与えます。アルツハイマー病もそのひとつです。

残念なことに「30歳以上になると、半数以上の人が歯周病」という報告があります。まずは歯周病にならないことが、アルツハイマー病の予防に直結します。「噛む」という歯の機能にも注目してみましょう。健康な歯で**よく噛んで食べることは、脳の若さと直結**しています。

70歳以上の人を対象に、「残りの歯の本数」と認知症の関係を調べたデータがあります。認知症の疑いがない人は、残りの歯は平均14・9本でした。一方、認知症が強く疑われる人は9・4本の歯しか残っていませんでした。

歯の本数が少ない人は、記憶をつかさどる脳の領域が小さくなっていました。

つまり「噛むこと」には、「脳」が縮むことを防ぐ働きもあるのです。したがって、よく噛めるように、自前の歯にせよ義歯にせよケアをすることが大事です。

Q 外出時の口腔ケアのコツを教えてください。

A 外食後はうがいをする、積極的に日焼けをする、ビタミンDをしっかりとる。

ほんのひと口でも、食後に甘いものを食べると口内環境は悪化します。とくに歯のすき間にくっつきやすいキャラメルやパン生地、ケーキ生地などは、できるかぎり除去したいもの。たとえ外食後でも、食後は1～2分間、口をすすぐようにしましょう（もちろん、毎食後に歯磨きができれば安心です）。

また驚かれるかもしれませんが、**「よく日に当たること」**も大事です。外に出て、太陽の日差しを多く浴びている人は、歯（骨）がいつまでも丈夫です。

現代人の多くはビタミンD不足です。ビタミンDが不足すると、歯がやわらかくなり、噛む力を保てなくなります。ビタミンDは、まず日光を浴びることでつくられます。積極的に日に当たりましょう。日焼け止めや日傘などのUV（紫外線）対策はしないことをおすすめします。

また、桜エビ、じゃこ、海苔などにはビタミンDが豊富に含まれています。積極的にとるようにしてください。

Q 朝早く目が覚めてしまいますが、「理想の睡眠時間」は、何時間なのでしょうか？

A 翌日に眠くならず、元気に動けているのなら、5時間睡眠でも大丈夫

睡眠については、国内外のさまざまなデータがあります。長生きする人の睡眠時間は「7時間」というのが平均値のようです。

けれども、すべての人が「必ず7時間寝なければいけない」ということはありません。また、仕事などの関係で「7時間もの睡眠時間を確保できる状態にない」という場合、悩んでも仕方がありません。

覚えておいていただきたいのは**「質のよい睡眠なら5時間でもよい」**ということです。「睡眠時間を今より長くとれない」という場合、睡眠の質を高める方向にエネルギーを使ってください（そのノウハウは120ページ〜に述べた通りです）。

たとえ5時間睡眠でも「翌日に眠気を感じない」「元気に動き回れている」というのであれば、その睡眠スタイルを続けても、大丈夫ということになります。

ただし、加齢とともに、夜間のトイレの回数が増えることがあります。その理由のひとつとして、尿を濃くするホルモン「バソプレシン」が減ることが挙げられます。「毎晩2回以上トイレに行く」という場合は、病院で検査を受けましょう。高血圧や糖尿病、肝臓病などが原因で、頻尿が引き起こされているのかもしれません。

Q 夫婦仲が悪く、ストレスがたまります。このような状態はよくないのでしょうか？

A 答えは「イエス」。相手をののしると、アルツハイマー病になるどころか、あなたの寿命が縮まってしまいますよ。

年齢を重ねた夫婦間の不仲については、私もよく見聞きします。どのような人間関係であっても、それが良好でなければ大きなストレスになります。

「夫婦間に強いストレスがあると長寿に役立つＤＨＥＡ―Ｓの分泌が低下する」という事実がわかっています。冷たいように聞こえるかもしれませんが、「健康のためには顔を合わせず、別行動の時間を増やすことがよい」という見方も成り立ちます。

たとえば相手を一方的に憎んだり、陰口を言ったりすればするほど、あなたのＤＨＥＡ―Ｓの分泌量は減ることになります。相手をののしるなど、争いの火種になるようなことも、避けたいものです。

逆に、パートナーと穏やかで和やかな気分で過ごしている人ほど、ストレスは当然軽くなり、免疫力はアップします。さらに踏み込んで言うと、性生活が免疫力に関わっていることが明らかになっています。

アメリカのとある研究では、性生活の効用として、ストレス緩和、免疫力の向上、心臓病や前立腺がんのリスク低下などが報告されています。

優しいコミュニケーションの時間を共有することは、アルツハイマー病の予防になることはもちろん、人生の質を高めることにもつながるはずです。

あとがき

今のあなたはアルツハイマー病について、どのような印象をもっていますか？「なんとか対策を立てられそうだ」、そんな明るい心境になっていただければ、大変うれしく思います。

本書には、今日からでもすぐにできそうなものから、強い決意と多少の準備が必要なものまで、さまざまなアルツハイマー病対策をご紹介してきました。なかには、「そんなの、あたりまえのことじゃないか」とか、あるいは「これができれば苦労しないよ」と思われるようなものもあったかもしれません。けれども、本書でご紹介したものはすべて、アルツハイマー病を予防し、改善させると医師の私が断言できるものばかりです。先入観を捨てて、気持ちを新たに、33の改善策に取り組んでみてほしいのです。そうすれば、あなたは未来の数十年間を無駄遣いせずに済みます。

よく誤解されることですが、「歳をとったから、アルツハイマー病になる」というわけではありません。アルツハイマー病とは、よくない生活習慣が積み重なって起こる生活習慣病のひとつです。

そして、アルツハイマー病のたちが悪いところは、**「症状が疾患の末期になってようやく始まること」**です。つまり、発症したての時期は症状がなかなか出てくれないのです。そのため、気づくまでに長い時間がかかることになります。

たとえば、アルツハイマー病のせいで、何度か度忘れをしても、「私は忘れっぽいから」「忙しいからうっかりしていた」などと理由をつけて、軽く見てしまいがちです。その数年後、症状が深刻化してから「認知症ではないか」と気づいてようやく受診したとしても、手遅れになるケースがほとんどなのです。

未来のあなたのために、またあなたの大切な人のために、今の時間を少しずつでも〝投資〟していきましょう。

たとえひとつの項目からでもかまいません。

「よい習慣を取り入れる」、もしくは「悪い習慣とは縁を切る」。

そんな決断をしていただければ、望外の喜びです。

アルツハイマー病が革命的に改善する33の方法

2018年7月2日　第1刷発行

著　者
白澤卓二

発行者
土井尚道

発行所
株式会社　飛鳥新社
〒101-0003　東京都千代田区一ツ橋2-4-3　光文恒産ビル
電話（営業）03-3263-7770　（編集）03-3263-7773
http://www.asukashinsha.co.jp

編集協力
山守麻衣（オフィスこころ）
装幀
渡邊民人（TYPEFACE）

印刷・製本
中央精版印刷株式会社

ISBN978-4-86410-616-0

編集担当
池上直哉